BusinessVillage

Frédéric Letzner

ZU BLÖD ZUM LEBEN

Gesundheit geht anders

BusinessVillage

Frédéric Letzner
Zu blöd zum Leben
Gesundheit geht anders
4. Auflage 2025

Bestellnummern
ISBN 978-3-86980-531-3 (Druckausgabe)
ISBN 978-3-86980-532-0 (E-Book, PDF)
ISBN 978-3-86980-533-7 (E-Book, epub)

Direktbezug www.BusinessVillage.de, Art.-Nr. 1096

Bezugs- und Verlagsanschrift
BusinessVillage GmbH
ReinhäUser Landstraße 22
37083 Göttingen
Telefon: +49 (0)5 51 20 99-1 00
E-Mail: info@businessvillage.de
Web: www.businessvillage.de

Layout und Satz
Sabine Kempke

Illustration auf dem Umschlag
www.freepik.com

Illustration im Buch
Stefan Roth, roth-cartoons.de

Autorenfoto
Julia Grüner, www.gruenerjulia-fotografin.de

Druck und Bindung
www.booksfactory.de

Inhalt

Über den Autor

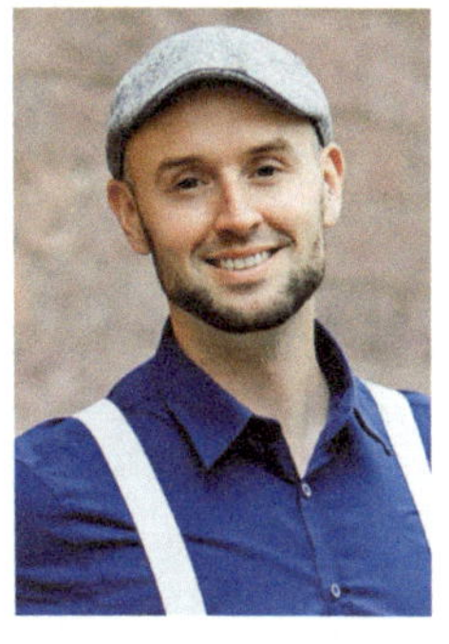

So lässt sich das Thema Gesundheit attraktiv und nachhaltig vermitteln. Erleben Sie emotionale und relevante Themen mit Humor und machen Sie Gesundheit zu einem echten Erlebnis.

Spannende Inhalte der Gesundheits- und Ernährungspsychologie werden durch Ernährungswissenschaftler, Personal Trainer und Speaker Frédéric Letzner provokant und humorvoll erläutert. Mit seinen frischen einunddreißig Jahren ist Frédéric Letzner seit über zehn Jahren in der Gesundheitsvermittlung tätig und steht mit seinen spannenden Vorträgen auf der Bühne.

Obwohl wir Gesundheit für sehr wichtig halten, fällt es uns oft sehr schwer, uns entsprechend zu verhalten. Als Personal Trainer und Ernährungswissenschaftler hat er sehr früh verstanden, dass Verhalten nichts mit Wissen zu tun hat, sondern von Gedanken, Überzeugungen und Emotionen gesteuert wird. Denn »Menschen sind keine rationalen Wesen, sondern emotionale Wesen.« Diese Erkenntnis brachte ihn an den Punkt, die Psychologie hinter dem Gesundheitsverhalten zu fokussieren und dies auf eine möglichst unterhaltsame Weise für eine große Zielgruppe aufzubereiten.

Kontakt

E-Mail: info@letz-go.de
Web: www.letz-go.de; www.fredericletzner.de

Glauben Sie mir bitte kein Wort!

Bevor Sie anfangen, dieses Buch zu lesen, tun Sie mir bitte einen großen Gefallen: Glauben Sie mir bitte kein Wort! Dieses Buch hat keinerlei Anspruch auf Richtigkeit. Dieses Buch will keine weitere Gesundheits- und Lebensführungsbibel sein, die dem Leser erzählt, was richtig oder falsch ist. Menschen glauben Experten gerne und Experten, ich schließe mich da durchaus ein, wollen, dass ihnen Glauben geschenkt wird. Die Wissenschaft kennt den Weg, der Einzelne ist dumm, das ist das Mantra der modernen Gesellschaft. Doch genau diese Haltung ist falsch und darum geht es mir mit meiner Bitte.

Sie dürfen lernen, die Dinge anzuzweifeln, die behauptet werden, und sich Ihre eigene Meinung bilden. Ob Zahlen, Studien oder Aussagen von Experten – bitte bleiben Sie kritisch.

Hinterfragen Sie demnach bitte auch all das, was in diesem Buch behauptet wird – und zwar anhand Ihrer eigenen Erfahrungen. Denken Sie also in Ruhe darüber nach, diskutieren Sie darüber und fragen Sie Ihre Freunde, was die darüber denken. Insbesondere beim Thema Gesundheit werden vermutlich auch Sie aktuell das Gefühl haben, dass sich viele Inhalte widersprechen, es ein Übermaß an Informationen gibt und es bei der ein oder anderen Diskussion beim Abendessen sehr emotional werden kann.

Glauben Sie demnach nicht unhinterfragt dem gesamten Inhalt dieses Buches, sondern erst einmal nur dem, was Ihnen als richtig und stimmig erscheint.

Teil 1: Emotion und Verhalten

Gesundheit ist langweilig

Eine Frage, die ich am Anfang meiner Vorträge gerne stelle, ist:

»Wer hat denn so richtig Spaß am Thema Gesundheit?«

Stille ... Ein paar zögernde Reaktionen und Handzeichen. Doch die Mehrheit ist sich einig: »Nein, Spaß würde ich das nicht nennen.«

Es ist immer wieder interessant, zu beobachten, dass sich die Begeisterung für dieses Thema offensichtlich in Grenzen hält. Scheinbar gibt es sehr viele Menschen, die allein mit dem Wort »Gesundheit« schon Negatives assoziieren.

Das zeigt sich auch in Unternehmen: Bietet man im Rahmen von Gesundheitsveranstaltungen ein Gesundheitsseminar für sämtliche Mitarbeiter an, so ist die Teilnahmequote in Deutschland erschreckend niedrig. Diejenigen, die sich für dieses Thema interessieren und gerne in Gesundheitsseminaren sitzen, sind genau diejenigen, für die dieses Thema überflüssig zu sein scheint, da sie sich ohnehin schon intensiv damit befassen.

Die Frage, die sich mir darum aufdrängt, ist: Woran liegt es eigentlich, dass viele Menschen kein Interesse an dem Thema Gesundheit haben?
Gesundheit ist zwar nicht alles, doch ohne Gesundheit ist alles nichts. Demnach müsste sie für den Menschen doch das höchste Gut sein – dennoch hat dieses Thema einen eher lästigen und eingestaubten Ruf.

Was denken Sie bei dem Wort »Gesundheit«?
Erstaunlich ist, dass es fast immer erst mal mit Arbeit, Disziplin und Anstrengung verbunden wird. Dass es hierbei auch um Wohlbefinden und Spaß gehen könnte, klingt weit hergeholt. Und möglicherweise hat diese Haltung sogar einen guten Grund und wird schon sehr früh in uns verankert.

Denken Sie zum Beispiel mal zurück an Ihre Kindheit. Ich schätze, jeder von Ihnen kennt die Aussage der eigenen Eltern: »Das ist gesund, das musst du machen.« Doch wenn wir uns daran erinnern, in welchen Situationen wir diese Aussage immer zu hören bekamen, dann waren es sehr selten die schönen Momente, in denen es Spaß gemacht hat. Wann haben Sie diese Aussage gehört?

Auf ähnliche Weise verhält es sich mit den folgenden Aufforderungen:
»Sitz gerade!«
»Zieh deine Jacke an!«
»Iss deinen Brokkoli!«
»Sitz nicht zu nah am Bildschirm!«
»Jetzt geh ins Bett, schlafen!«

... aus Kindersicht ganz nach dem Motto: »Hab möglichst keinen Spaß mehr im Leben.«

Der Satz »Das ist gesund« erhält damit für uns fast immer schon früh einen (manchmal wortwörtlich) »bitteren Nachgeschmack«. Häufig fühlen wir uns schon als Kind durch solche Ansagen eingeschränkt und uns unserer eigenen Entscheidungsfreiheit beraubt.

Wir legen jedoch alle, selbst Kinder, sehr großen Wert auf Selbstbestimmung und Autonomie und wollen uns ungern vorschreiben lassen, was wir zu tun oder zu lassen haben.

Ich muss gar nichts

Eine sehr menschliche Reaktion, die wir haben, wenn wir uns zu sehr mit Empfehlungen, Regeln und Befehlen konfrontiert fühlen, ist Reaktanz – die typische Trotzreaktion. Es ist eine logische Konsequenz, dass viele Menschen auf Gesundheitsempfehlungen mit einem konsequenten Ich-muss-gar-nichts! reagieren.

Wahrscheinlich können Sie sich ausmalen, dass insbesondere Kinder und Jugendliche tendenziell pampig reagieren, wenn sie zu hören bekommen, was sie gefälligst machen sollen. Auch Männer gehören nicht selten zu dieser Gruppe und sind damit erfahrungsgemäß für das Thema Gesundheit eine recht komplizierte Zielgruppe.

Kennen Sie die Aussage: »Männer werden sechs Jahre alt, danach wachsen Sie nur noch«? Ich denke, Sie werden gut nachvollziehen können, was ich damit meine.

Auf diese Weise bewirken zum Beispiel Ernährungsempfehlungen, die vorschreiben, wie gegessen werden soll, eine Abwehrreaktion, da insbesondere das Essverhalten ein sehr intimes und emotionsgeladenes Themenfeld ist. Schon allein die Aussage: »Esst mehr Obst und Gemüse« ist daher nicht zielführend und kann genau den gegenteiligen Effekt auslösen. Schon die Ernährungserziehung bringt häufig mit sich, dass Gesundheit und Vernunft mit Unlust und Bestrafung assoziiert werden – vielen Kindern läuft es kalt den Rücken hinunter, wenn ihre Mutter ankündigt, etwas Gesundes gekocht zu haben. Ein weiterer Grund, warum das Thema Gesundheit nicht immer angenehm ist, wird bei der folgenden Fragestellung deutlich:

»Wann wird das Thema Gesundheit im Laufe des Lebens immer erst relevant?«

Die häufigste Antwort, welche das Publikum meist wie im Chor äußert: »Wenn man alt ist – wenn man krank ist – wenn sie nicht mehr da ist.«

Wir assoziieren das Thema Gesundheit nämlich durchaus mit Krankenhausbesuchen, mit Ärzten, mit Krankheiten, Vergänglichkeit, Schwäche und Tod. Und immer dann, wenn Gesundheit zu einem akuten und relevanten Thema wird, ist es meistens schon zu spät und sie wird damit auch gleichzeitig zu einem sehr frustbehafteten und leidvollen Thema. Das mit ihr verbundene Gefühl ist demnach alles andere als positiv, sondern eher erdrückend und belastend.

Von vornherein gesund zu leben ist die vernünftige Alternative, das Richtige, das Gute. Doch wie wünschenswert ist es denn, immer das Gesunde und Richtige zu tun?

Ist es überhaupt erstrebenswert, immer vernünftig zu sein?
Die eingangs gestellte Frage »Wer hat Spaß am Thema Gesundheit?« lässt sich auch umformulieren in »Wer hat denn so richtig Spaß daran, immer vernünftig zu sein?« Stille, keine Reaktion der Zuhörer. Wie empfinden Sie diese Frage?

Nach über fünfhundert Vorträgen mit über hunderttausend Teilnehmern und genau dieser Frage komme ich zu dem Schluss: Vernunft ist kein Argument. Der Appell an die Vernunft »Jetzt mach doch mal, das ist gut für dich« ist scheinbar nicht zielführend. Möglicherweise lässt sich sogar noch einen Schritt weitergehen:

Ist es möglicherweise erstrebenswert, unvernünftig zu sein?
Denn auf der anderen Seite dieses häufig trockenen und nervigen Vernunfts- und Gesundheitsthemas steht etwas ganz anderes, was wir scheinbar sehr lieben. Wir lieben es, auch unvernünftig zu sein! Wir lieben Sex, Drugs and Rock 'n' Roll! Menschen lieben Verbote, lieben die Auflehnung, lieben es zu rebellieren, finden genau das interessant und sexy. Vernunft und gesundes Verhalten sind weniger sexy als uns bewusst ist – für die meisten Menschen sind sie öde und langweilig. Ich denke, die wenigsten möchten als vernunftbesessene Gesundheitsapostel wahrgenommen werden, oder?

Wir haben kein Wissensdefizit

Wer eine Gesundheitsberatung wahrnimmt, weiß meist schon im Vorfeld sehr genau, was er falsch macht. Häufig begegnen mir Aussagen wie: »Ich müsste mehr Wasser trinken, weniger Süßes und Fettes essen, mich mehr bewegen, länger schlafen« und so weiter. Auch Kinder haben meist eine sehr gute Vorstellung davon, was sie im Idealfall essen und was sie meiden sollten – sprich, dass ein Apfel deutlich besser für sie ist als eine Tafel Schokolade. Und dennoch greifen nicht nur die Kleinen, sondern auch wir Erwachsenen immer wieder zu genau den Dingen, die wir eigentlich als ungesund betiteln. Wir haben in Deutschland kein Wissensdefizit beim Thema Gesundheit.

Diese Erfahrung durfte ich insbesondere im Anschluss an mein Studium der Ernährungswissenschaften in Bonn machen. Nachdem ich nach meinem Studium eine Praxis für Ernährungsberatung und Ernährungstherapie in Bonn eröffnet habe, habe ich insbesondere in Beratungsgesprächen mit den Klienten sehr schnell bemerkt, dass mein gesamtes ernährungswissenschaftliches Wissen aus dem Studium irgendwie gar nicht relevant war. Fehlendes Wissen war in den meisten Situationen nicht das Problem.

Insbesondere bei dem Thema Übergewicht (und bei mit Übergewicht einhergehenden ernährungsbedingten Erkrankungen wie Diabetes, Bluthochdruck, Fettstoffwechselstörungen, Adipositas), welches ja auch in den Medien immer wieder und viel diskutiert wird, wurde mir von Mal zu Mal bewusster, wo der Hase im Pfeffer liegt. Denn die übergewichtigen Klienten konnten mit einem ausgeprägten Wissen über Nährstoffe, Lebensmittel und Diäten überzeugen.

Wo war also das wirkliche Problem?

Wissen ist nicht relevant

Zu der Zeit, in der ich in Bonn meine Praxis hatte, habe ich parallel ebenfalls angefangen, für Krankenkassen in Schulen, Kitas und Unternehmen kleine Seminare, Vorträge und Kurse anzubieten. Teilweise habe ich im Rahmen meiner Arbeit also auch mit Kindern gearbeitet.

Das, was ich schon mit meinen übergewichtigen Klienten begreifen konnte, wurde mir in den Schulen auf beeindruckende Weise immer und immer wieder bestätigt: Wenn ich Kinder aus einer 3. Klasse in einem Ernährungskurs gefragt habe: »Sagt mal liebe Kinder, was bedeutet denn gesunde Ernährung?«, war es nicht so, als ob die Kinder hätten lange überlegen müssen.

Mit einer Selbstverständlichkeit sagten mir die Kinder durch die Bank weg: »Obst und Gemüse sind gesund, Vollkornprodukte sind gesund, Wasser trinken ist gesund.« Es waren sogar Kinder dabei, die erzählten mir was von Ballaststoffen und ungesättigten Fettsäuren – wie kleine Nachwuchsernährungswissenschaftler.

Ja, Kinder wissen heutzutage durchaus, dass man nicht so viele Süßigkeiten essen sollte, nicht so viel Schokolade essen sollte, nicht so viel Limonade trinken sollte. Und sie wissen auch: Mama raucht zu viel und Papa trinkt zu viel Alkohol.

Wenn Kinder diese Informationen schon wie aus der Pistole geschossen präsentieren können, dann bin ich mir inzwischen sehr sicher, dass auch wir Erwachsenen streng genommen schon alles wissen:

Regelmäßige Bewegung, regelmäßig schlafen, genug schlafen, nicht zu viel essen, nicht zu schnell essen, ausgewogen essen, nicht zu wenig essen, regelmäßig entspannen, nicht zu viel rauchen, nicht zu viel saufen – und im Großen und Ganzen wäre vermutlich bei fast allen Menschen alles okay.

Die Frage, die sich stellt, ist: Warum verhalten wir uns trotzdem so oft lieber unvernünftig? Warum verhalten Menschen sich so, wie sie sich verhalten, obwohl sie es eigentlich besser wissen?

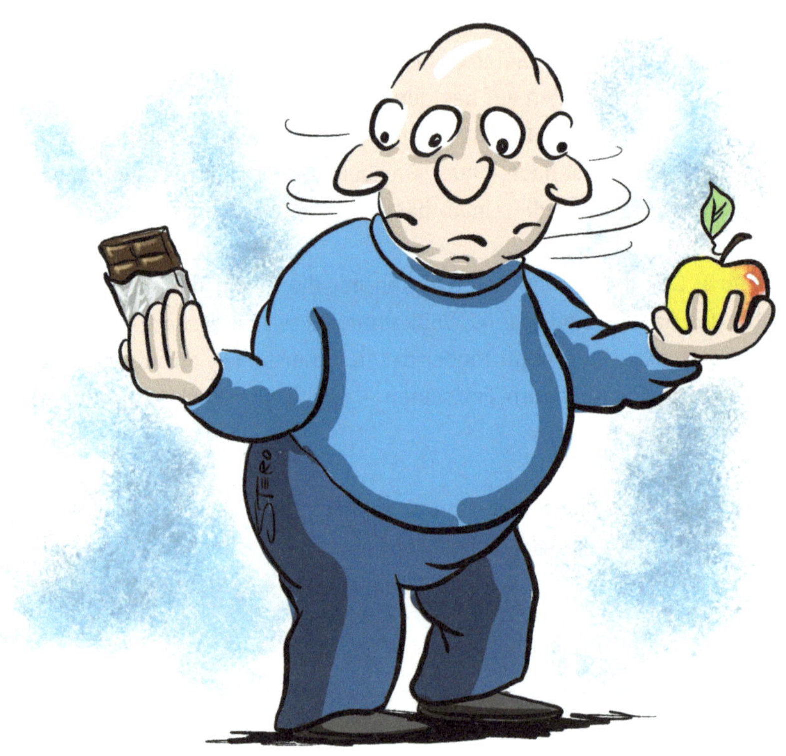

Menschen sind irre

Wer verstanden hat, dass Menschen emotionale Wesen sind, weiß, dass es offensichtlich gute Gründe gibt, warum sich Menschen gerne unvernünftig verhalten.

Dank Google, Social Media und YouTube ist es heutzutage ein Leichtes, sich überall und jederzeit zu sämtlichen Bereichen zu informieren. Sie können sich jederzeit Vorträge zum Thema gesunde Ernährung anschauen, können sich Tipps zum Thema Entspannung holen, Fragebögen zu Gesundheit im Alter ausfüllen, Trainingspläne für einen flachen Bauch runterladen oder eine Checkliste zum Thema gesunder Schlaf abarbeiten.

Offensichtlich gibt es mehr als genug Angebote und überzeugende Inhalte zu sämtlichen Themen und trotzdem gibt es viele Menschen, die sich nicht danach richten. Schon seit Jahrzehnten beklagen sämtliche Organisationen und Verbände, dass wir in Deutschland zum Beispiel zu viel Zucker essen und uns zu wenig bewegen – und jetzt? Wirklich neu sind diese Erkenntnisse scheinbar nicht, viel geändert hat sich trotzdem nicht.

Der Grund, warum diese Art der Wissensvermittlung nicht funktionieren kann, ist: Menschen sind nicht rational. Zu versuchen, Menschen auf einer rationalen Ebene zu überzeugen, funktioniert scheinbar nicht.

Sie sind davon überzeugt, selbstständige, rationale und unabhängige Entscheidungen zu treffen? Das dürfen Sie vergessen. Der Mensch funktioniert anders, sein Verhalten basiert auf emotionalen und unbewussten psychischen Vorgängen.

Alleine im Bereich Ernährungsverhalten gilt:
Jeder Mensch trifft jeden Tag in etwa zweihundertfünfzig ernährungsbedingte Entscheidungen, ohne bewusst darüber nachzudenken. Also vergessen Sie das mit der bewussten Ernährung.

Das bedeutet: Es ergibt Sinn, einmal zu schauen, was auf der emotionalen Ebene passiert, da dieser Bereich beim Ernährungs- und Gesundheitsverhalten häufig stark vernachlässigt wird. Insbesondere dann, wenn Wissen und Anstrengung offensichtlich nicht den gewünschten Erfolg erbringen, muss es Gründe geben, warum wir uns dennoch verhalten, wie wir uns verhalten.

Schafft man es, sich die emotionalen Zusammenhänge bewusst zu machen und damit zu arbeiten, so ist dies langfristig zielführender als der bisherige Weg. Denn Willenskraft und Disziplin allein funktionieren langfristig nicht.

Wir wollen nur sehr ungern hören, dass wir nicht rational sind. Verständlicherweise ist dies ein Gedanke, gegen den sich der Verstand gerne wehren möchte. Unser Verstand und unsere Rationalität möchten nicht bezweifelt werden. Wir mögen und verteidigen sie häufig, denn sie geben uns Sicherheit, Planbarkeit, Struktur und Kontrolle.

»Ich bin ein rationaler Mensch und basta.« Ja, es kann manche Menschen sogar provozieren, die allgemeine Rationalität des Menschen anzuzweifeln. Doch dort, wo sich Menschen provoziert fühlen, wird es interessanterweise schon wieder emotional.

Relevanz beginnt, wo es unangenehm wird: Bei Dingen, über die wir ungern sprechen wollen, wird es erst so richtig spannend. Das, worüber Menschen gerne reden, ist selten das, was mich interessiert.

Mir geht es um den berühmten blinden Fleck, den wunden Punkt – hier haben wir die relevantesten Themen, die einen großen Einfluss auf unser Verhalten haben.

Also verzeihen Sie mir bitte, wenn ich Klartext rede, nicht um den heißen Brei herumrede und auf Political Correctness weitestgehend verzichte: Ich bin mir dabei sehr bewusst, dass es auch mal unangenehm werden kann.

Doch genau dort, wo es unruhig wird – dort wird es auch für Sie interessant werden.

Ein Perspektivwechsel darf bekanntlich ein bisschen wehtun. Wenn ich Ihnen nur das erzähle, was Sie eh schon kennen, wenn Sie nur das hören wollen, was Ihr aktuelles Weltbild bestätigt, wenn ich Ihnen durchgehend Honig ums Maul schmieren würde: Dann würden Sie leider nichts Neues lernen. Nehmen Sie also nichts persönlich, sondern nehmen Sie eine neugierige Beobachterrolle ein. Beobachten Sie in diesem Buch, wo es Sie berührt.

Was ist Ihr Triggerpunkt beziehungsweise auf welche Aussage reagieren Sie möglicherweise emotional, weil es Sie trifft und betrifft? Wann sind Sie beleidigt? Was regt Sie auf? Wann sind Sie enttäuscht oder verärgert?

Wenn ein Arzt eine innere, körperliche Verletzung bei einem Menschen ertasten möchte, dann stellt er beim Ertasten die wichtige Frage: »Wo tut es denn weh?«

Dort, wo die Schmerzen sind, kann er dann nach deren Ursachen suchen. Dieses einfache und einleuchtende Bild dürfen Sie auch auf die menschliche Psychologie übertragen. Dort wo es unangenehm wird, dort wo wir nicht hinschauen wollen, dort wo wir nicht berührt werden wollen … genau dort sitzt die Ursache für unsere größten Schmerzen. Wie viel das mit Ernährung und Gesundheit zu tun hat, werden sie im Laufe dieses Buches erfahren und erleben dürfen.

Ich empfehle Ihnen jedoch, achtsam zu sein. Denn genau dort, wo es wehtut, wird dieses Buch möglicherweise für Sie am relevantesten sein.

Ganz der Papa, ganz die Mama

Jeder Mensch hat gewisse Verhaltensweisen, die er schon seit einiger Zeit regelmäßig praktiziert. Und beinahe jeder Mensch hat auch Verhaltensweisen, die er gerne ändern würde. Nennen wir diese Verhaltensweisen an dieser Stelle erst einmal »Automatismen« oder »Gewohnheiten«: Irgendwo müssen diese Verhaltensweisen ja herkommen. Es stellt sich also die Frage: Wo haben wir unser heutiges Gesundheitsverhalten eigentlich gelernt?

Ganz genau. Die meisten Verhaltensweisen haben Sie in Ihrer Kindheit gelernt und mit extrem hoher Wiederholungszahl immer und immer wieder einstudiert.

Es gibt drei Formen, wie Menschen lernen:
Die erste Form ist durch Imitation. Dies ist die Form des Lernens, welche wir in unserer Kindheit ganz automatisch befolgen. Wir beobachten, wie sich unser Umfeld verhält und lernen, welches Verhalten und welche Haltung unsere Eltern und unsere Familie zu gewissen Dingen zeigen und haben. Wir passen uns unseren Mitmenschen an und übernehmen Verhaltensweisen, ohne diese bewusst zu hinterfragen.

Die zweite Art und Weise, auf die Menschen lernen, ist durch Leid. Durch eine Hand auf der heißen Herdplatte können Sie sehr schnell lernen, dass Sie es am besten kein zweites Mal probieren. Auch in einer schweren gesundheitlichen Krise lernen Menschen erst, wie wichtig die eigene Gesundheit sein kann.

Die letzte und dritte Art, wie Menschen lernen, ist das Lernen durch Erkenntnis. Dies ist die schwierigste und vermutlich auch vergleichsweise unwirksamste Form des Lernens. Sie nehmen sich die Zeit, sich über gewisse Dinge Gedanken zu machen, Sie belesen sich, ziehen Ihre Schlüsse aus dem gelernten Wissen und möchten etwas verändern. In diesem Lernbereich finden sich auch der Appell an die Vernunft und die klassische Wissensvermittlung wieder, welche jedoch erfahrungsgemäß nur bedingt wirksam sind. Das Lernen durch Erkenntnis ist insbesondere deswegen eine sehr schwierige Form des Lernens, da es häufig ausschließlich rational passiert und selten einen emotionalen Wert und emotionalen Bezug hat.

In der Kindheit spielen hauptsächlich »Lernen durch Imitation« und »Lernen durch Leid« eine große Rolle. Wer selbst Kinder hat, wird wahrscheinlich schon sehr früh gelernt haben, dass es nicht immer zielführend und auch nicht ausreichend ist, einfach nur immer wieder an die Vernunft zu appellieren. Demnach greifen Eltern auch gerne mal auf andere Lernformen zurück: Lernen durch Leid beziehungsweise Strafe; Lernen durch Belohnung (Konditionierung); Lernen durch das Ausbleiben einer Belohnung (gleichgestellt zur Strafe) und manchmal funktioniert auch die umgekehrte Psychologie. Unklar und verwirrend wird es jedoch dann, wenn verschiedene Lernformen miteinander konkurrieren und das Umfeld zum Beispiel ein anderes Verhalten zeigt, als es predigt. Sie können sich vorstellen, dass Eltern neben der Weitergabe gut gemeinter Empfehlungen auch und in erster Linie eine Vorbildfunktion einnehmen. Der Appell an die Vernunft geht hierbei schnell verloren und wird irrelevant. Kinder lernen am Modell und auch unsere Eltern haben in den meisten Lebensbereichen, in denen wir uns heute befinden, eine unbewusste Vorbildfunktion für uns gehabt. Möglicherweise werden auch Sie Verhaltensweisen an sich selbst erkennen, die Ihnen von Ihren Eltern bekannt sind. Und obwohl Sie selbst möglicherweise diese Verhaltensweisen nicht übernehmen wollten, tun Sie es heute trotzdem.

Wir übernehmen nicht nur offensichtliche Verhaltensweisen, sondern auch ganze Haltungen, Attitüden, Strategien, Prioritäten, Vorlieben, Erwartungen und Werte, ohne dass uns das wirklich bewusst ist.

Da uns diese Ebene meistens wenig bewusst ist, finden wir insbesondere hier viele Gründe und Ursachen für unsere irrationalen Verhaltensweisen wieder.

Sei brav, dann bekommst du etwas Süßes

Ein Satz, den Sie vermutlich kennen und den auch Kinder noch heute sehr häufig zu hören bekommen, ist: »Wenn du dein Gemüse isst, dann bekommst du etwas Süßes.«

Die Intention der Eltern ist logisch und sogar durchaus wünschenswert, sie wollen, dass das Kind mehr Gemüse ist – sich also vernünftig verhält. Doch die Konsequenz wird erst dann deutlich, wenn die Wirkungsweise von Belohnungen verstanden wurde. Denn es ist, wie man so schön sagt: Gut gemeint und trotzdem kacke. Denn was lernt ein Kind durch diesen Satz, auf psychologischer Ebene?

Die Haltung, die hinter diesem Satz steht, ist folgende: Gemüse zu essen ist nicht schön – also nichts was man einfach so freiwillig tun würde. Vielmehr ist es eine Form von Arbeit, eine Leistung, eine Anstrengung, die investiert werden muss – um etwas Schönes dafür zu bekommen. So wird das Gemüse abgewertet und als unattraktiv dargestellt. Ganz nach dem Motto: Erst die Arbeit, dann das Vergnügen.

Das, wofür es sich jedoch zu arbeiten lohnt, wofür etwas geleistet wird, was demnach attraktiv und wünschenswert ist, das ist in diesem Beispiel die Süßigkeit – also die Belohnung. Das Süße wird durch diese Aussage demnach aufgewertet.

Das Ergebnis des Ganzen: Das unvernünftige Verhalten wird unbewusst als das wertvollere und interessantere Verhalten präsentiert.

Ein Kind muss Gemüse und Süßigkeiten vorher noch gar nicht als besser und schlechter bewertet haben, übernimmt und versteht jedoch durch diese Aussage, was als wertvoll und was als weniger wertvoll zu betrachten ist. Es setzt zwar in der Konsequenz ein sozial erwünschtes Verhalten um, übernimmt und lernt jedoch eine gegensätzliche Haltung.

Dieses Beispiel ist ein Musterfall für die Schattenseite von Belohnung. Denn die Belohnung wird als Vorliebe definiert und die zu leistende Tätigkeit wird als Arbeit, also wertlos (nicht freiwillig) definiert.

Auch in unserem alltäglichen Sprachgebrauch spiegelt sich wider, was wir von Gesundheit halten. Es gibt einen Grund, warum viele Menschen gesunde Ernährung mit »Arbeit« und mit »nicht lecker« assoziieren. Es handelt sich hierbei um einen allgemeinen Konsens, der sich in vielen Alltagsaussagen bestätigt.

Nehmen wir beispielsweise einmal an, jemand betrachtet einen gefüllten Teller (eventuell mit Salat) und sagt: »Oh, das sieht aber gesund aus!«

Antwortet der andere: »Ja, schmeckt auch so!« und jeder weiß, was damit gemeint ist. Es gibt sogar Ernährungsfachkräfte, die sagen solche Sachen wie: »Gesunde Ernährung kann auch lecker sein!«

»Kann auch« impliziert dabei, dass sich erst einmal alle einig sind, dass es nicht so ist – ansonsten müsste man es nämlich nicht explizit betonen.

Ein weiterer Aspekt, der hier wiederzufinden ist, ist das Prinzip von Verknappung. Die Süßigkeiten werden durch eine Bedingung verknappt und damit künstlich aufgewertet. Es muss also in eine Leistung investiert werden, um die Süßigkeit bekommen zu können.

Sex, Drugs, Rock 'n' Roll – da hasst du den Salat

Angebot und Nachfrage haben einen Einfluss auf den empfundenen Wert. Dies ist in der Marktwirtschaft ein logisches und anerkanntes Prinzip. Im Themenfeld Ernährung jedoch kommt kaum jemand auf die Idee, dass es kontraproduktiv sein könnte, Dinge zu verknappen oder pauschal in gut und schlecht zu kategorisieren.

Denn Verknappung erzeugt Präferenz. In unserer Gesellschaft sind die Dinge besonders wertvoll, die besonders selten sind: Gold, Diamanten, Champagner oder Kaviar. Diese Dinge sind wertvoll, weil sie sehr selten sind – das ist der einzige Grund. Demnach gilt auch: Die Dinge, die im Überfluss angeboten oder sogar aufgezwungen werden, werden als minderwertig und uninteressant empfunden. Und dieses Phänomen wird schon sehr früh in uns verankert.

Stellen Sie sich einmal vor, Sie gehen in eine Kita und sagen den Kindern: »Hier ist eine Schüssel mit roten Bonbons und eine Schüssel mit gelben Bonbons. Von den gelben Bonbons dürft ihr so viele essen, wie ihr wollt, aber die roten Bonbons dürft ihr nicht anfassen.«

Frage: Welche Bonbons wollen die Kinder unbedingt haben?
Die Antwort ist für die meisten Menschen offensichtlich: Die Kinder wollen natürlich die roten Bonbons haben, da diese künstlich verknappt werden. Auch dann, wenn es geschmacklich keinerlei Unterschied gibt.

Dieses Phänomen werden Sie auch in anderen Lebensbereichen wiederfinden: Wenn Sie zum Beispiel diesen großen, roten Knopf sehen, auf dem in großen Buchstaben steht: Bitte nicht anfassen! – Auf einmal werden Sie richtig neugierig.

Oder folgende Situation: Wenn ich einem Kind den Ball wegnehme, wird dieser Ball besonders interessant, auch wenn er vorher nur in der Ecke lag.

Denken Sie an die Limited Edition eines Produkts mit der Aufschrift »Nur noch für kurze Zeit erhältlich«, oder an berühmte Sammlerstücke, die es nur (noch) einmal auf der Welt gibt und die in Millionenhöhe gehandelt werden. Oder eben auch an den einzigartig leckeren, selbst gemachten Kuchen von Oma.

Das wiederkehrende Prinzip dahinter ist: Menschen wollen haben, was sie nicht kriegen können und was selten ist. Hiermit wird deutlich: Auch Verbote können sehr verführerisch sein. Verbote haben eine gewisse Attraktivität bis hin zur Exklusivität. Lebensmittel in »gesund« und »ungesund« einzuteilen hat folglich Nebenwirkungen. Denn wenn ich Dinge verbiete oder als schlecht deklariere, dann können sie eine höhere Wertigkeit bekommen, ohne dass uns dies bewusst ist.

So kann es passieren, dass zum Beispiel das Rauchen in der Jugend besonders cool und reizvoll ist, da auch hier der Reiz des Verbotenen eine bezeichnende Rolle spielt.

Als ich ein Kind war, habe ich beinahe täglich gehört, was gesunde und was ungesunde Lebensmittel waren. Gemüse und Obst sollte ich mehr essen und Süßigkeiten oder Nachtisch musste ich mir in gewisser Weise verdienen. Ich habe als Belohnung Schokolade bekommen, wenn ich etwas gut gemacht habe, ich durfte nur dann Nachtisch essen, wenn ich das Gemüse probiert habe und ich durfte in der Stadt ein Eis essen, wenn ich zuvor beim Einkaufen brav und leise war.

Süßigkeiten, Cola und Schokolade waren nicht gut, voll mit Zucker, ungesund und demnach sollte ich davon nicht so viel essen. Ausgerechnet darauf bin ich komischerweise total abgefahren, während man mich mit grünem Gemüse und gesundem Essen regelrecht jagen konnte.

In der Nachbarsfamilie, der Familie meines besten Freundes, durften er und seine Geschwister immer, wann immer sie Lust darauf hatten, Süßigkeiten essen – die Schokolade lag teilweise über Wochen im Wohnzimmer in der Schüssel, ohne dass sie jemand angerührt hätte. Während ich in meiner Jugend immer dicker wurde, waren alle Kinder in der Nachbarsfamilie dünn. Wie konnte das sein?

Es gibt einen Zusammenhang, der aus psychologischer Perspektive an dieser Stelle zu berücksichtigen ist: Derjenige, der ständig sagt »Ich darf nicht, ich darf nicht, ich darf nicht«, isst häufig mehr von den verbotenen Dingen als derjenige, der sagt: »Ich kann und darf essen, was ich will und ich werde nicht dick.« Eine Erlaubnis bedeutet nicht automatisch, dass wir ständig zugreifen.

Es gibt viele Menschen, die beispielsweise in einer Bäckerei arbeiten, und die Backwaren irgendwann nicht mehr sehen oder riechen können. Nach Karneval, Halloween oder Martinszug, wenn Süßigkeiten im Überfluss zur Verfügung stehen, mag sie auch häufig irgendwann keiner mehr essen.

Genauso werden in vielen Familien, bei denen überall Süßigkeiten bereitstehen, diese nicht automatisch sofort gegessen. Erst das Verbot bewirkt häufig eine künstliche Aufwertung. Dies ist ein Phänomen, welches sich häufig bei Diäten abspielt.

Wir verbieten uns bestimmte Dinge oder Verhaltensweisen für einen bestimmten Zeitraum – diese werden mit der Zeit immer wertvoller und wertvoller, und spätestens dann, wenn es uns mal schlecht geht oder wir die Diät abbrechen, genau dann greifen wir ausgerechnet zu den Dingen, die wir uns die ganze Zeit verboten hatten. Denn diese Dinge sind in der Zwischenzeit immer wertvoller geworden.

Wer sich ständig kontrolliert und versucht, sich rein rational zu regulieren, beschwört den Kontrollverlust beinahe unwiederbringlich herauf.

Kontrolle, Kontrolle, Kontrolle … Kontrollverlust …
Kontrolle, Kontrolle, Kontrolle … Kontrollverlust …
Kontrolle, Kontrolle, Kontrolle … Kontrollverlust …
Kontrolle bewirkt Kontrollverlust.

Verbote in der Ernährung machen keinen Sinn und gehören verboten.

Der Schweinehund existiert nicht!

Wenn wir über Verhaltensänderung sprechen, dann reden wir meistens über ungünstige Gewohnheiten. Die meisten bringen an dieser Stelle dann den berühmten Schweinehund ins Spiel, den vermutlich auch Sie sehr gut kennen werden. Doch diesen einen Zahn muss ich Ihnen ziehen: Der Schweinehund existiert nicht! Es sind doch Sie!

Es sind Ihre Verhaltensweisen, es sind Ihre Themen, es sind sogar Ihre kleinen Süchte. Es ist einfach, den Schweinehund mit ins Spiel zu bringen, denn »Schweinehund« klingt immer so harmlos – so nach dem Motto: »Den kennt ja jeder, der ist schuld, der hat mit mir nichts zu tun.«

Es ist verführerisch, an dieser Stelle die Verantwortung abzugeben und sich von seinen Abhängigkeiten zu distanzieren. Abhängigkeiten?
Ja. An dieser Stelle möchte ich mal Klartext sprechen.

Ab dem Moment, in dem Sie wissen, was und warum Sie etwas verändern wollen und es aus irgendwelchen Gründen trotzdem nicht schaffen, Ihr Verhalten zu verändern – ab dem Moment reden wir offensichtlich von einer Abhängigkeit. Denn Sie wissen es ja und wollen es verändern, aber aus irgendwelchen Gründen schaffen Sie es nicht. Es »Gewohnheit« zu nennen, fällt uns leichter, doch es entspricht nicht der ganzen Wahrheit.

Wenn wir über schlechte Gewohnheiten sprechen, dann reden wir meistens über typische Marotten wie Rauchen, Saufen und Fressen. Im Folgenden werden wir uns genauer anschauen, wie diese Gewohnheiten mit Emotionen zusammenhängen – da aber nicht alle Menschen rauchen und saufen, möchte ich im Folgenden insbesondere auf das Essverhalten eingehen: Denn essen tun wir schließlich alle, zwangsläufig. Und vom gewohnten Essverhalten aus können wir im nächsten Schritt auf die vielen weiteren Laster eingehen, die Menschen so haben.

Vom Trostbonbon zum Feierabendbier

Wir haben in Sachen Ernährung kein Wissensdefizit: Ernährungspyramiden, Ernährungsregeln, Tipps und Empfehlungen gibt es derzeit wirklich genug, nur gibt es offensichtlich gute emotionale Gründe, die uns davon abhalten, unser angehäuftes Wissen auf sinnvolle Weise umzusetzen.

Menschen sind nun mal emotionale Wesen und insbesondere das Thema Essen ist ein hochemotionales Thema.

Was bedeutet Essen für ein Kleinkind?
Wenn ein Säugling von der Mutter gestillt wird, bekommt es beim Essen körperliche Nähe, Liebe, Zuneigung und Wärme. Ab dem ersten Tag auf dieser Welt ist folglich für jeden von uns Essen wie der Himmel auf Erden.
Wenn ein Kind nicht mehr gestillt wird, kommt es oft zu dem Phänomen, dass es zum Beispiel ersatzweise am Daumen, an einem Schnuller oder einem Tuch nuckelt. Dass Kinder sich durchaus über den Mund beruhigen können, ist glaube ich klar.

Was man häufig bei Schulkindern beobachten kann (teilweise auch noch bei Erwachsenen), sind Verhaltensweisen, die immer ausgerechnet dann auftreten, wenn Menschen nervös oder gestresst sind: Wie zum Beispiel an den Fingernägeln kauen, auf der Lippe herumbeißen, auf der Haut der Innenwange und auf Stiften herumkauen. Das sind Verhaltensweisen, die man selbst häufig gar nicht wahrnimmt und die sehr unbewusst, fast wie in Trance ablaufen. Häufig bemerkt man erst im Nachhinein: »Krass, ich hab mir schon wieder die Lippe aufgebissen« und hat es währenddessen gar nicht bemerkt.

Sie kennen vermutlich das berühmte Trostbonbon, das schon die ein oder andere Träne heilen konnte, wenn Kinder hingefallen waren. Also kann Essen durchaus eine beruhigende und erheiternde Wirkung haben: Schokolade macht glücklich – vor allem, wenn uns zum Weinen zumute ist.

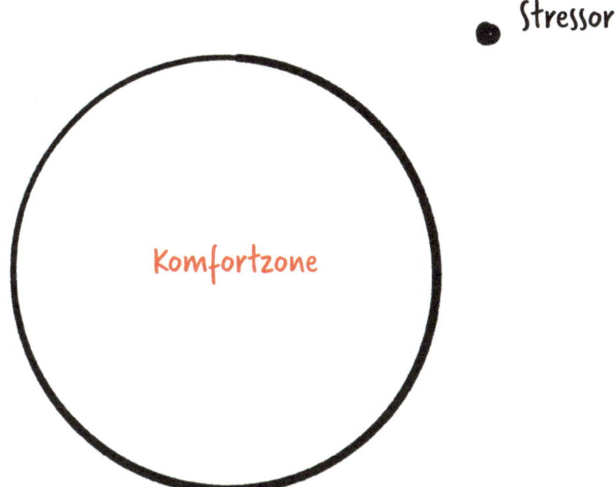

Nehmen wir mal an, es gibt einen Bereich, in dem Menschen sich wohlfühlen. In diesem Bereich fühlen sie sich gut, sie sind entspannt und gelassen. Von diesem Bereich werden die meisten von Ihnen schon mal als Komfortzone gehört haben. Außerhalb dieses Bereichs fühlen wir uns demnach unwohl, gestresst oder auch unter Spannung. Darüber lassen sich sehr viele Dinge einfach, aber deutlich erklären.

Betrachten wir mal ein einfaches Alltagsbeispiel an diesem Bild:
Jemand muss auf die Toilette! Das ist ein unangenehmes Gefühl – ein Stressor. Was wäre an dieser Stelle eine adäquate Strategie, um dieses unangenehme Gefühl loszuwerden? Ganz genau: Auf Toilette gehen!

Das ist ein einfaches Beispiel und besagt: Es gibt einen Stressor – ein Gefühl, das wir nicht weiter fühlen möchten – und es gibt eine Strategie, um dieses Gefühl zu beenden. Im Anschluss geht es der Person besser und das unangenehme Gefühl, das sie loswerden wollte, ist wieder weg. Am Beispiel Harndrang ist es gut nachvollziehbar.

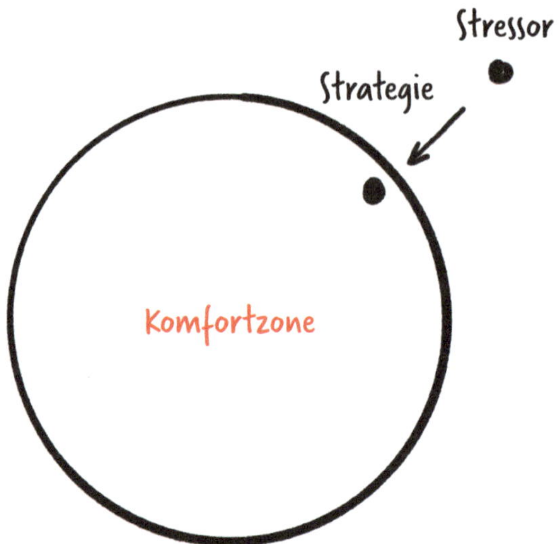

Sobald es aber um Verhaltenspsychologie geht, fällt es vielen Menschen schwer, sich auf dieses Bild einzulassen. Also übertragen wir diesen Vorgang einmal eins zu eins auf eine typische Marotte, wie zum Beispiel das Fingernägelkauen beim Kind.

Ein Kind ist nervös, gestresst oder unruhig und fängt plötzlich an, auf den Fingernägeln zu kauen. Durch dieses Verhalten erfährt es eine beruhigende Wirkung.

Auf Fingernägeln zu kauen kann demnach entspannend sein, denn während das Kind auf den Fingernägeln kaut, lässt das unangenehme Gefühl nach und die Spannung nimmt ab. Nehmen wir also einmal an, es handelt sich hierbei um eine Art Stressbewältigungsmaßnahme oder auch Emotionsregulation. Das Fingernägelkauen ist also eine Art Mikro-Krisenbewältigungsstrategie.

Wir haben demnach ein Verhalten (in diesem Beispiel das Fingernägelkauen) mit einer Funktion, welches unbewusst und impulsiv abläuft und immer dann auftritt, wenn es dem Kind nicht gut geht.

Reden wir jetzt mal über Erwachsene und die im Themenfeld der Gesundheit wirklich relevanten Themen, die möglicherweise in ähnlicher Form stattfinden: Rauchen, Saufen und Fressen!

Entschuldigen Sie bitte die rabiate Ausdrucksweise, aber im Folgenden wird klar, was ich damit meine. Denn insbesondere hier haben wir sehr gut vergleichbare Muster zu denen, wie wir sie beim Fingernägelkauen beobachten. Denn Menschen, die regelmäßig rauchen, tendieren häufig dazu, bei Stress wesentlich mehr zu rauchen. Menschen, die zum Stressessen tendieren, tendieren insbesondere in stressigen Situationen dazu, wesentlich mehr zu essen. Und die Menschen, die zum regelmäßigen Alkoholkonsum neigen, trinken bei Stress oder in Krisen durchaus sehr viel mehr Alkohol.

Wir beobachten also sehr relevante Verhaltensweisen, die immer dann vermehrt auftreten, wenn es Menschen nicht gut geht oder sie gestresst sind – sie sich also außerhalb ihrer Komfortzone befinden und eine dieser Strategien zur emotionalen Relation anwenden.

Auch Sie werden Verhaltensweisen haben, die immer genau dann auftreten, wenn Sie gestresst sind beziehungsweise wenn es Ihnen nicht gut geht. Offensichtlich haben diese meist impulsiven Verhaltensweisen eine regulierende und entspannende Wirkung und im Anschluss geht es uns schon wieder viel besser.

Wie Sie gleich feststellen werden, sind Rauchen, Saufen und Fressen jedoch in Sachen Gesundheit nur die Spitze des Eisberges all der Dinge, die in höherem Maße gesundheitsschädlich sein können. Rauchen, Saufen und Fressen sind die typischen schlechten Gewohnheiten, bei denen wir gerne den Schweinehund erwähnen, da wir ungern selbst für die Unfähigkeit zur Verhaltensänderung Verantwortung übernehmen wollen.

Aber wie lang dauert es denn jetzt eigentlich, eine schlechte Gewohnheit selbstverantwortlich zu verändern?

Wenn ich diese Frage in einem Vortrag stelle, dann bekomme ich üblicherweise immer die gleichen Antworten. Der rationale Typ, der glaubt, immer alles kontrollieren zu können, antwortet mit einem Fingerschnippen: »Von heute auf morgen.« Der Nächste antwortet mit den häufig zitierten einundzwanzig Tagen, ein anderer nennt hundert Wiederholungen, jemand anders tausend Wiederholungen. Die Psychologie zitiert häufig einen Zeitraum von fünf bis sechs Jahren.

Eine Frage, die jedoch viel sinnvoller ist, als nach der Dauer von Verhaltensänderung zu fragen, ist die, nach der Funktion von einem Verhalten zu fragen. Denn logischerweise wird auch eine Gewohnheit immer einen guten Grund haben – sonst würden wir sie nicht entwickeln.

Nehmen wir an, wir haben einen Raucher, der zum Stressrauchen tendiert, und der sich vornimmt, mit dem Rauchen aufzuhören – denn er weiß schließlich auch, dass Rauchen nicht gesund, ganz böse und tödlich ist. Jetzt hört er also auf zu rauchen und die erste Zeit klappt das auch sehr gut. Solange er entspannt ist, fällt es ihm nicht schwer, auf die Zigarette zu verzichten – aber wann fangen die meisten Menschen wieder mit dem Rauchen an? Ganz genau: In Stresssituationen! Wenn der Stressor groß genug ist und das Spannungsgefühl nicht aushaltbar wird, dann fangen wir wieder an, uns mit unseren Gewohnheiten zu beruhigen. Ob nach einer Streitsituation mit dem Partner, einer Trennung oder einer Kündigung, einem tragischen Verlust, einer Krise, das heißt: Immer, wenn es Menschen nicht gut geht, rutschen sie in alte Verhaltensmuster wieder hinein.

Ich bin ein großer Freund von Extrembeispielen, da diese einen bestehenden Zusammenhang sehr klar verdeutlichen, den man dann auf weniger extreme Beispiele übertragen kann. Betrachten wir im Folgenden also ein Extrembeispiel: Ein trockener Alkoholiker, der zehn Jahre keinen Tropfen Alkohol getrunken hat – und plötzlich verstirbt seine Frau bei einem Autounfall. Die Wahrscheinlichkeit, dass er wieder anfängt zu trinken, ist sehr hoch, weil es seine Art und Weise ist, mit der Krise und den einhergehenden Emotionen umzugehen. Möglicherweise ist es für ihn in einer solchen Situation sogar sehr sinnvoll, Alkohol zu trinken, da er mit diesen Emotionen anderweitig möglicherweise gar nicht hätte umgehen können. So kann der Alkohol in solch einer Ausnahmesituation sogar eine Art von Selbstschutz darstellen: Denn besser ist es, er säuft, als dass er sich umbringt. Um diese Krise durchzustehen, rettet der Alkohol diesem Menschen möglicherweise das Leben. Erkenne den Sinn einer Sucht: Ein Ansatz, mit dem auch bei Alkoholismus, Essstörungen und anderen Suchterkrankungen gearbeitet wird, denn fast immer sind diese emotionalen Zwänge auch Selbstschutz-Strategien.

So kommt es, dass insbesondere in Krisen Menschen ihr Verhalten verändern. Wir fangen wieder mit dem Rauchen an, machen Überstunden, lenken uns ab und verhindern es, in die Ruhe zu gehen. Denn in die Ruhe zu gehen, ist in der Krise für die meisten Menschen nicht auszuhalten. Daher kommt es, dass wir Strategien anwenden, um uns von unserer emotionalen Lage abzulenken.

Sie werden vermutlich auch bei sich beobachten können, dass sich Ihr Essverhalten häufig in Krisen verändert. Plötzlich bekommen wir keinen Bissen mehr runter, wenn es uns schlecht geht, oder nehmen in einer Stressphase, zum Beispiel in Prüfungsphasen in der Universität oder in einem neuen Job, schlagartig zu.

Es kann sehr aufschlussreich sein, plötzliche Veränderungen im eigenen Verhalten oder auch im Gesundheitszustand in Bezug auf Lebensereignisse und Krisen zu setzen und möglicherweise neue Ursachen für bekannte Wirkungen zu entdecken. Denn viele unserer typischen schlechten Gewohnheiten, Marotten und Laster zeigen sich interessanterweise immer ausgerechnet dann, wenn es stressig wird.

Möglicherweise lassen sich die Themenfelder Stress, Ernährung und Sucht also gar nicht so einfach voneinander trennen, wie so häufig versucht wird.

Hunger kann man rauchen

Wenn Menschen mit dem Rauchen aufhören, was passiert dann meistens im Bereich Essverhalten und Körpergewicht? Ganz genau, sie nehmen zu.

Bedeutet: In dem Moment, in dem sie mit dem Rauchen aufhören, fangen viele Menschen an, mehr zu essen. Wenn ich also vorher bei Stress geraucht habe, fange ich auf einmal an, bei Stress zu snacken. Wir essen also mehr, da wir nicht mehr rauchen – und das hat nichts mit körperlichem Hunger zu tun.

Hier reden wir von der berühmten Suchtverlagerung oder auch Ersatzbefriedigung. Menschen sind ganzheitliche Wesen und wir dürfen verstehen, dass auch schlechte Gewohnheiten eine Funktion haben. Ein Verhalten isoliert zu betrachten, macht keinen Sinn, da es sehr schnell passieren kann, dass wir in ein anderes Verhalten verfallen, das genauso schlimm oder sogar noch schlimmer ist. Denn wenn wir Menschen eine Gewohnheit einfach weglassen, suchen wir uns meistens innerhalb von drei bis sechs Monaten ein Ersatzverhalten, welches das alte Verhalten ersetzt.

Relevanz von Stressregulation bei Übergewicht

Insbesondere bei übergewichtigen Menschen haben die emotionalen Komponenten, wie Essattacken und Stressessen, eine weitaus größere Relevanz als sämtliches vermitteltes Wissen über Nährstoffe und gesunde Ernährung.

Das bedeutet also auch, dass wir bei sämtlichen Diskussionen über gesundheitsgefährdende, ernährungsbedingte Erkrankungen, die mit Übergewicht korrelieren, im Schwerpunkt über die berühmte Nervennahrung sprechen – in meiner Zeit als Ernährungsberater hatte ich keinen einzigen Fall, bei dem das gestörte Essverhalten im Kern keine emotionale Ursache hatte.

Hierzu habe ich auch meine ganz eigene Geschichte, denn auch mich betraf und betrifft dieses Thema noch heute. Im Alter von zehn Jahren wusste ich gefühlt schon alles von dem, was im Allgemeinen unter »gesunder Ernäh-

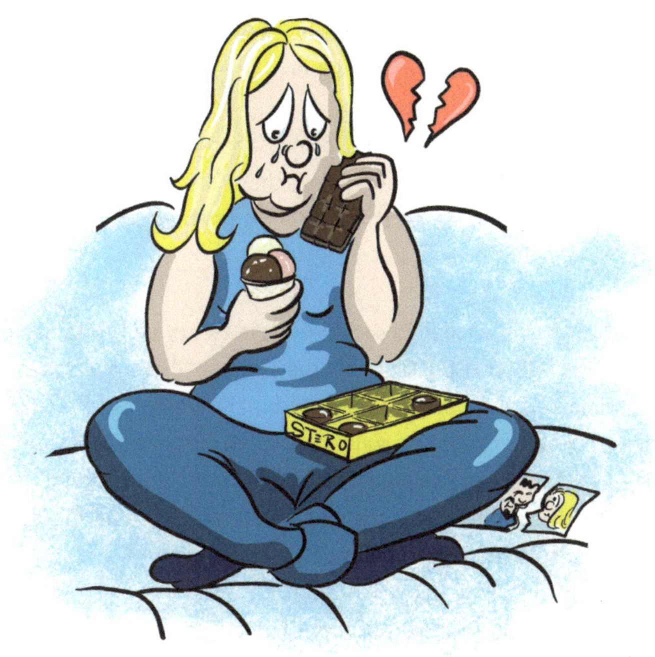

rung« verstanden wird. Beide meiner Eltern hatten im Bereich der Lebensmittelwissenschaften studiert und meine Mutter hielt sich nicht zurück, mir die gesunde Ernährung regelmäßig, auch beiläufig beim Essen, erklären zu wollen. Interessanterweise ging mir dieses Thema als Kind sehr auf den Keks. Als ich circa elf Jahre alt war, haben sich meine Eltern getrennt und mein Essverhalten veränderte sich.

Ich fing verstärkt an, heimlich zu essen, nahm mir Süßigkeiten mit ins Bett, ich hatte Essattacken und kein Problem damit, eine Tiefkühl-Familienpizza oder auch mal zwei normale Pizzen für mich alleine zu essen. Logischerweise war ich deshalb im Alter von dreizehn bis vierzehn Jahren stark übergewichtig (später gibt es auch noch ein Foto).

Insbesondere bei mir hatte es nichts mit mangelndem Wissen zu tun, was ich auch nach meinem langjährigen Studium heute bestätigen kann.

Die Botschaft dahinter ist etwas provokant, aber unglaublich wichtig: Dicke sind nicht dumm! Sie sind häufig Menschen, die sich schon so intensiv mit der Materie auseinandergesetzt haben – sie könnten selbst Diätratgeber schreiben.

Diesen Menschen immer wieder zu sagen, was sie zu tun und zu lassen haben, ist übergriffig und totaler Quatsch. Hierbei werden dicke Menschen immer wieder für dumm verkauft. Durch sämtliche Ernährungstipps, die in den Medien kursieren, wird durchgehend suggeriert, dass dicke Menschen einfach zu dumm und zu faul seien, um sich gesund zu ernähren. Selbst dreijährige Kinder assoziieren »dick sein« schon mit dumm und faul sein und diese Haltung wird gesamtgesellschaftlich getragen und befeuert.

Doch es sind emotionale Gründe, die zum Übergewicht führen.

Man braucht nicht noch mal zu erklären, dass ein Apfel besser wäre als eine Tafel Schokolade. Ich glaube, dass ist den meisten Dicken durchaus bewusst.

Ab der Zeit, in der ich meine Praxis für Ernährungsberatung und Ernährungstherapie hatte und die Psychologie hinter dem Essverhalten verstanden hatte, war mir klar: Wenn ich in der Beratung die relevanten und unangenehmen Fragen stelle, dann fangen die meisten Menschen an zu weinen, denn dort, wo es relevant wird, wird es auch unangenehm – insbesondere beim Thema Essen.

Ein guter Ernährungsberater, der mit seinen Klienten im Thema Verhaltensänderung arbeitet, begibt sich sehr schnell in einen Grenzbereich zur Psychotherapie hinein. So kam es, dass ich mich in meiner Arbeit umorientieren wollte, da ich die Wissensvermittlung als schwachsinnig empfand. Denn Essen ist Psychologie.

So habe ich den Bereich der Ernährungs- und Gesundheitspsychologie für mich entdeckt und anfangs insbesondere im Kontext Essstörungen für meine Arbeit angewandt. Es geht um Spannungen, Konflikte, Kontrolle und Emotionen: Denn es sind die Krisen- und Stresssituationen, die Momente, in denen es Menschen so richtig schlecht geht, in denen sie entweder keinen Bissen mehr runterkriegen oder anfangen, wieder mehr zu essen oder mehr Alkohol zu sich zu nehmen und in alte Verhaltensmuster zurückrutschen.

Extrem fett

Ein weiterer Bereich, über den in Deutschland im großen Maße diskutiert wird, ist das krankhafte Übergewicht – also die Adipositas. Hier haben wir häufig die großen gesundheitlichen Risiken, welche medial auch schon bei leichtem Übergewicht gerne zur Panikmache angebracht werden. Doch auch hier sprechen wir streng genommen über Stressessen. Genauer genommen sprechen wir hier sogar von Essattacken oder auch von Binge Eating. Insbesondere hier haben wir die Kompensation auf emotionaler Themen.

Das gefährliche Ausmaß der rationalen Betrachtungsweise von Adipositas sehen wir in den bariatrischen Operationen. Denn während Mediziner die Lösung darin sehen, einen Magen einfach abzuklemmen oder zu verkleinern, wird die emotionale Komponente des Menschen einfach komplett vernachlässigt.

Adipöse Menschen, die zum Beispiel ein Magenband oder eine Magenverkleinerung bekommen, und im Nachhinein nicht psychologisch begleitet werden, sind höchst anfällig für Alkoholmissbrauch, Spielsucht oder Suizid. Auch hier wird klar, dass Essattacken eine klare Funktion haben, die man nicht einfach wegignorieren kann. Den Erfolg beim Abnehmen also ausschließlich anhand der maximalen Gewichtsreduktion pro Zeiteinheit zu messen, ist nahezu fahrlässig – jedoch vollkommen üblich. Denn nicht zu beobachten, ob jemand statt dem Essen eine Ersatzstrategie entwickelt, die das Essen ersetzt und demnach langfristig ebenso zu einem Suchtverhalten abdriftet, ist ziemlich großer Quatsch.

Man nimmt diesen Menschen durch eine Operation die Möglichkeit, sich über das Essen emotional zu regulieren und innerhalb von kurzer Zeit entwickeln diese Menschen entweder ein Ersatzverhalten, das das alte Verhalten ersetzt – oder sie rutschen in eine Krise, weil sie nicht wissen, wie sie alternativ mit den Emotionen umgehen sollen. Denn ein gestörtes Essverhalten ist »nur« ein Symptom.

Jedes Verhalten hat immer eine Funktion

Wir greifen wieder zur Zigarette, trinken einen über den Durst oder verkriechen uns mit einer Tafel Schokolade auf der Couch. Jeder Mensch hat seine eigenen Strategien, mit denen er sich vor unangenehmen Gefühlen schützt oder sich vom Stress ablenkt. Bei Übergewicht lässt sich fast immer ein Zusammenhang zwischen dem ungünstigen Essverhalten und der persönlichen Stressbelastung erkennen. Auch Appetitlosigkeit hat sehr häufig mit Stress und Spannung zu tun. Dies ist auch vollkommen normal. Doch kritisch wird es dann, wenn ein Verhalten in extremer Form, einem langen Zeitraum und mit hoher Regelmäßigkeit praktiziert wird. Denn manchmal kann eine schwere Krise auch über viele Jahre andauern und dann ist das Leben möglicherweise regelrecht zum Kotzen.

An dieser Stelle möchte ich in ein Thema einsteigen, welches stark tabuisiert wird, sehr geheim abläuft und immer aktueller wird. Anhand der schon kennengelernten Muster lässt sich jedoch weiterhin beschreiben, nach welchen Schemen und Intentionen ungesunde Verhaltensmuster entstehen. Wir kommen also wieder zu einem Extrembeispiel:

Es ist bezeichnend, dass es aktuell immer mehr junge Mädchen gibt, die ebenfalls regelmäßige Essattacken haben, aber komplett normalgewichtig bleiben.

Warum ist das so? Ich spreche über Bulimie – also über die Ess-Brech-Sucht.

Ähnlich wie bei Adipositas, haben auch Bulimiker Fressattacken, bei denen teilweise bis zu zwanzigtausend Kilokalorien und mehr verschlungen werden. Bei diesen Essattacken werden Emotionen über das exzessive Essen wegreguliert – und es wird meist mit einem Gefühl von Kontrollverlust beschrieben. Diese Essattacke läuft, in etwa vergleichbar mit dem Fingernägelkauen, sehr unbewusst und impulsiv ab.

Bei der Bulimie kommt jedoch noch eine weitere Komponente hinzu: Nach der Essattacke haben diese Menschen das Gefühl, die Kontrolle verloren zu haben und rutschen in die Selbstverurteilung hinein. Auch dies ist ein weiterer Stressor, den es im Folgenden zu regulieren gilt. Sich also in Reaktion auf dieses Gefühl den Finger in den Hals zu stecken, ist eine Möglichkeit, sich das Gefühl der Kontrolle wieder zurückzuholen.

Interessant ist, dass hierbei beide Verhaltensweisen, sowohl die Fressattacke als auch das Kotzen, unbewusst, wie in Trance ablaufen, und es den Betroffenen danach erst einmal emotional gut geht. Es geht ihnen besser, denn das unangenehme Gefühl ist weg und sie haben sich reguliert. Das Verhalten hat also den gewünschten Effekt erzeugt.

Anhand dieses zugegeben extremeren Beispiels, lassen sich nun andere, etwas gängigere Verhaltensmuster erklären.
Es gibt zum Beispiel Menschen, die hören auf zu essen, wenn es ihnen nicht gut geht. Denn auch nicht zu essen kann ein Gefühl von Kontrolle, Sicherheit und Struktur geben. Hier reden wir im Extrem über die Magersucht.
Dann gibt es wiederum Menschen, die, wenn sie mal zu viel gegessen haben, direkt das Bedürfnis haben, möglichst zeitnah Sport zu machen. Hier reden wir im Extrem über die Sport-Bulimie.
Und es gibt auch Menschen, die ins Fitnessstudio rennen, wenn es ihnen nicht gut geht, und die sich durch das Training erst mal abreagieren und auspowern müssen. Hier reden wir im Extrem über die Sportsucht.

Sie können sich so langsam ausmalen, dass ich es sehr kritisch betrachte, dass insbesondere der Sport im Allgemeinen fast immer nur als positiv und gesundheitsförderlich bewertet wird.
Ich kenne aus meiner Vergangenheit als Fitnesstrainer nämlich sehr, sehr, sehr viele Sportler, die, wenn sie mal keinen Sport machen können, weil sie zum Beispiel krank sind, richtig unangenehm werden und schlechte Laune kriegen. Woran liegt das wohl?
Spätestens dann, wenn ein Sportler trotz Erkältung immer wieder viel zu früh zum Sport geht und zum Beispiel eine bestehende Erkältung über Monate hinter sich herzieht, weil er die Pause nicht aushält, dann hat Sport offensichtlich nichts mehr mit Gesundheit zu tun. Wenn ein Sportler es zum Beispiel nicht aushält, phasenweise mal keinen Sport zu machen, dann sprechen wir ebenfalls von Abhängigkeit.

Und so war es tatsächlich auch bei mir. Wie schon beschrieben war ich in meiner Jugend übergewichtig, da ich typischerweise Stressessen betrieben habe.

Im Alter von circa fünfzehn, sechzehn Jahren habe ich nach und nach den Sport als Alternative für mich entdeckt und habe diesen schlagartig exzessiv betrieben.

Das klingt jetzt für die meisten Menschen wie eine sinnvolle Alternative, aber weit gefehlt. Denn ich habe viel Sport gemacht und konnte gar nicht mehr damit aufhören.

Ich war ein Musterbeispiel für Trotz-Erkältung-Sport-machen. Ich habe es kaum ausgehalten, keinen Sport zu machen und habe hierdurch sogar beinahe eine Herzmuskelentzündung riskiert. Ich habe mir Verletzungen durch Überlastungen zugezogen, bin mit sechzehn Jahren meinen ersten Halbmarathon, mit siebzehn Jahren meinen ersten Marathon gelaufen, habe eine Trainerlizenz gemacht, habe in Sportvereinen und in Fitnessstudios gearbeitet, bin Personal Trainer geworden und wollte unbedingt Ernährungswissenschaften studieren – ich wollte einfach immer und immer tiefer in diese Materie hineinsteigen.

Doch ging es mir dadurch nur oberflächlich besser – denn es war zwanghaft. Zu essen, zu zocken, zu kiffen oder zu saufen hätte an dieser Stelle vermutlich genauso gut funktioniert. Bis auf den Unterschied, dass Sportsucht und möglichst dünn zu sein gesellschaftlich mit Anerkennung und Lob verknüpft sind. Alle haben mir zugesprochen, mich gelobt, dass ich es geschafft hatte abzunehmen, mich als Beispiel genommen, dass man es ja schaffen kann – und keinen hat es (in meiner Wahrnehmung) interessiert, ob es mir wirklich damit besser ging.

Heute weiß ich: Bei mir war es eine typische Suchtverlagerung vom Stressessen hin zum Fitnesswahn – ein Musterbeispiel, welches Sie in unserer Gesellschaft heutzutage häufig beobachten werden.

Wussten Sie eigentlich, dass Fitness-, Ernährungs- und Gesundheitsfachkräfte eine der Hauptrisikogruppen für Essstörungen sind?

Es liegt in der Natur der Sache, sich als gesundheitsbegeisterter Experte nach ganz bestimmten Verhaltensweisen zu richten, sich exzessiv und detailverliebt mit einem Thema zu beschäftigen, sich darüber zu definieren und zu glauben, hierdurch ein Gefühl von Sicherheit, Kontrolle und Struktur zu bekommen. Mit Gesundheit hat das alles nichts zu tun. Denn wenn Gesundheit zwanghaft wird, dann ist sie per Definition krank. Aber wann weiß man, ob jemand zwanghaft in diesem Thema gefangen ist, oder nicht?

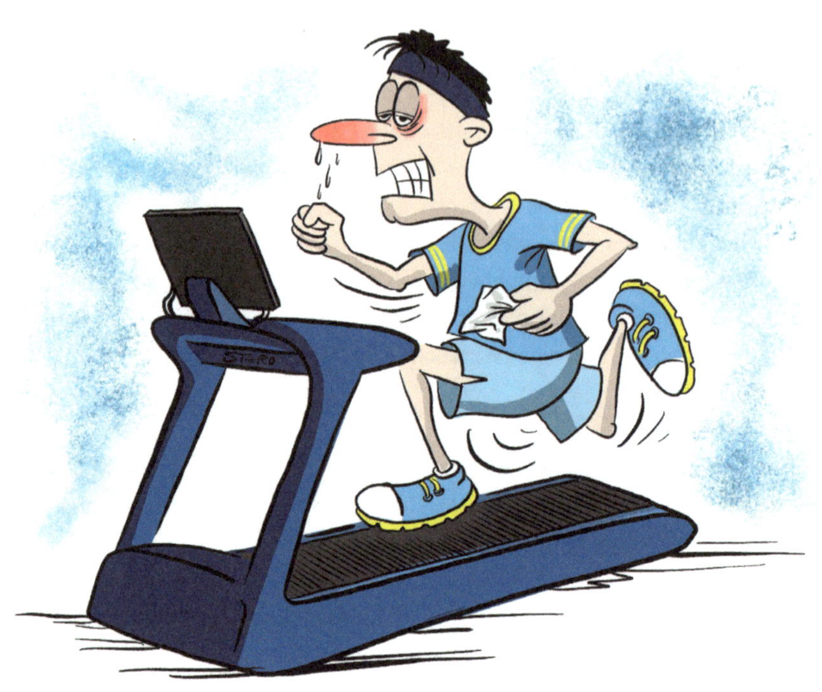

Don't worry, be happy

Wenn es Menschen gut geht, sie sich wohlfühlen und entspannt sind, dann verhalten sie sich automatisch gesund. Wenn Sie zum Beispiel in einem entspannten, schönen Urlaub sind, dann haben Sie automatisch einen größeren Bewegungsdrang, Sie schlafen besser, Sie entspannen mehr, Sie genießen mehr und nehmen sich einfach mehr Zeit für sich.

Ein wichtiger Schlagsatz hierzu ist:
Menschen, denen es gut geht, wollen sich selbst Gutes tun.

Dieser Satz lässt sich jedoch auch eins zu eins umkehren, wodurch deutlich wird, welch großen Stellenwert das individuelle Wohlbefinden hat. Denn: Menschen, denen es nicht gut geht, wollen sich selbst nichts Gutes tun.

Wenn es uns nicht gut geht, dann machen wir zum Beispiel die Rollladen runter, holen uns eine Schachtel Zigaretten und sagen: »Ihr könnt mich alle mal!«

Dieses Phänomen geht hin bis zur Selbstsabotage, Selbstbestrafung und Autoaggression. Bei jemandem, dem es schlecht geht, an die Vernunft zu appellieren und zu sagen »Jetzt mach doch mal. Das tut dir gut!« ist komplett hinfällig.

Worauf ich hinausmöchte, werden Sie auch in den folgenden klischeehaften Bildern, welche aus Medien und Fernsehen bekannt sind, wiedererkennen:

- Mädchen, die bei Liebeskummer traurig einen Eisbecher verdrücken, während sie sich einen Liebesfilm anschauen,
- Männer, die nach einem harten Tag bei der Arbeit in die Kneipe gehen und sich einen doppelten Whisky mit der Aussage »Lass die Flasche direkt hier« bestellen.

Wenn es uns nicht gut geht, kann es durchaus wünschenswert sein, sich einfach mal abzuschießen und vor seinem Leben flüchten zu wollen – und wer wagt es zu beurteilen, ob genau das in dem Moment nicht auch vollkommen okay ist.

Es gibt, wie Sie sich denken können, weitaus mehr Verhaltensweisen, die diese beruhigende Funktion übernehmen können, als die, die bisher beschrieben wurden.
Hier reden wir von sämtlichen Ticks und Marotten, die individuell auch sehr unterschiedlich ausfallen können.
Es gibt Menschen, die bei Stress erst mal aufräumen müssen, Gegenstände sortieren, ihre Hände waschen müssen, einkaufen, zocken, an den Fingernägeln kauen, wippen, knibbeln, kratzen, tippeln, summen oder sich nach anderen ganz individuellen, spezifischen Verhaltensweisen und Regeln verhalten müssen. Es gibt sogar Menschen, die fangen an, nach Farben zu essen, die halten ungerade Zahlen nicht aus oder können nicht auf Linien laufen.
Können Sie sich vorstellen, dass es zum Beispiel auch ein Gefühl von Kontrolle geben kann, nur noch Früchte, Nüsse und Samen zu essen? Wie zwanghaft ernährt sich ein Frutarier, ein Veganer oder ein Paleoaner?

Es ist sehr individuell und gar nicht leicht zu erkennen, mit welcher Intention Menschen bestimmte Verhaltensweisen an den Tag legen.

Der eine fängt an, mehr zu arbeiten und Überstunden zu machen und der Nächste rennt ins Fitnessstudio und macht Sport. Und der eine macht es, weil er sich damit wohlfühlt und der andere macht es, weil er nicht anders kann.

Die Frage ist: Was machen Sie, wenn Sie gestresst sind?

Werden Sie unruhig, wenn Sie ein Verhalten weglassen oder einfach mal nichts tun?

In der Ruhe wird es unruhig

Es gibt Menschen, die nonstop damit beschäftigt sind, sich von ihrer emotionalen Welt abzulenken – um bloß nicht fühlen zu müssen, was sich in ihnen abspielt.
Dies würde erklären, warum es vielen Menschen so unglaublich schwerfällt, in die Ruhe zu gehen und mal nichts zu tun. Denn in die Ruhe zu gehen, wenn es uns nicht gut geht, ist die Hölle.
Viele Menschen machen Überstunden, treffen sich mit Freunden, rennen zum Sport, essen, rauchen, feiern ... Sie tun alles, bloß nicht nichts.

Glauben Sie nicht, dass Entspannungs- und Achtsamkeitsübungen (Meditation, PMR, Autogenes Training) für alle Menschen so entspannend und beruhigend wären. Nein, es gibt Leute, die stehen dabei auf und gehen, weil sie es nicht aushalten. So kommt es auch, dass viele Menschen berichten, dass sie zu bestimmten Verhaltensweisen, insbesondere essen, aus Langeweile getrieben würden. Essen aus Langeweile existiert nicht einfach so. Essen aus Langeweile passiert nur dann, wenn Sie Ruhe nicht aushalten. Denn in der Ruhe merken wir erst, wie es uns wirklich geht.
Erst dann wird Langeweile logischerweise zum Stressfaktor, wenn wir das, was in uns ist, normalerweise gar nicht wahrnehmen und anschauen wollen. Wenn Sie die Langweile nicht aushalten, dann sind Sie wesentlich emotionaler, als Sie glauben. Und Ihre Emotionalität werden Sie erst dann spüren, wenn Sie aufhören, sich davon abzulenken. Doch glauben Sie nicht, dass es immer schön und angenehm wäre – ganz im Gegenteil.

Wenn man bei Soldaten, die in ihrer Vergangenheit durchaus viele Traumata und Extremsituationen erlebt haben, zum Beispiel eine angeleitete Achtsamkeitsübung macht, dann kann es durchaus passieren, dass der ein oder andere Teilnehmer in Tränen ausbricht oder einen Nervenzusammenbruch bekommt – weil er sich in der Ruhe das erste Mal wirklich spürt. Es gibt sogar Menschen, die das erste Mal Yoga machen und irgendwann anfangen müssen zu weinen und gar nicht verstehen, warum. Seien Sie ruhig mutig, mal in die Ruhe zu gehen und beobachten Sie, was hochkommt. Das wäre für die meisten Menschen wirklich mal ein Verlassen der Komfortzone.

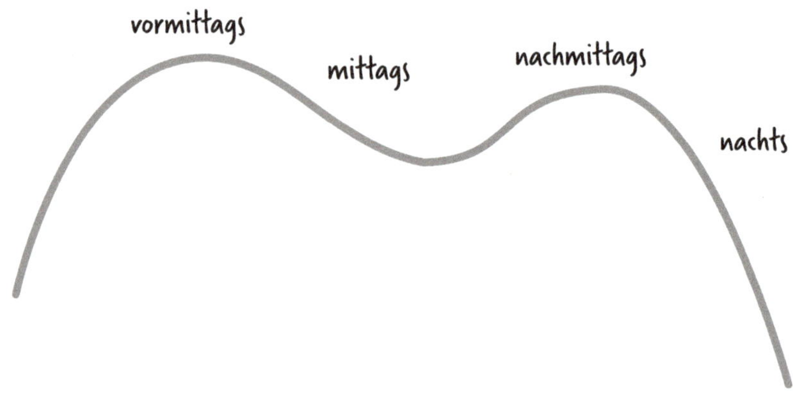

Kaffee und Kippe

Jeder Mensch weiß in der Theorie: Wir sollten am besten üppig frühstücken, mittags ein bisschen weniger essen und abends idealerweise noch etwas weniger essen, damit man besser und ruhiger schlafen kann und keinen vollen Magen hat, der beim Einschlafen stört. Das klingt auch logisch, denn es gibt eine menschliche Leistungskurve, die für die meisten Menschen gilt.

Vormittags haben wir ein Leistungshoch, da braucht der Mensch mehr Energie. Am Mittag gibt es das berühmte Mittagstief und darauf folgend ein weiteres Leistungshoch am Nachmittag. Am niedrigsten ist unsere Leistungsfähigkeit in der Nacht. So kommt es zum Beispiel, dass bei Schichtarbeit um drei Uhr nachts üblicherweise die meisten Unfälle passieren, da sich Menschen zu dieser Uhrzeit am schlechtesten konzentrieren können und anfälliger dafür sind, Fehler zu machen.

»Frühstücken wie ein Kaiser, Mittagessen wie ein König und Abendessen wie ein Bettler.« Diese Faustregel ist für viele Menschen durchaus nachvollziehbar und scheint, mit einem Blick auf die Leistungskurve, durchaus plausibel zu sein.

Wie sieht es aber in der Realität aus? Bei fast allen: Genau umgekehrt.
Auf das Frühstück zu verzichten, bekommen die meisten Leute relativ gut hin. Ganz nach dem Motto: Kaffee und Kippe, passt.
Mittags kann man essen, muss aber nicht – aber nach Feierabend, wenn die meisten Menschen in die Ruhe gehen, dann fangen wir häufig an mit ... ?
Ganz genau: Dann fangen wir an mit Rauchen, Saufen und Fressen.
Das hat einen guten Grund und ich kenne es auch von mir selbst. Da ich selbstständig bin, setze ich mich manchmal morgens um 8 Uhr an den Schreibtisch in mein Büro und fange an zu arbeiten. Irgendwann gucke ich auf die Uhr und denke: »Wow, schon 15 Uhr: Ich habe noch nichts gegessen, nichts getrunken und ich war noch nicht mal auf dem Klo.«

Wenn wir keine Pausen machen, merken wir gar nicht, wie es uns geht, weder körperlich noch emotional. Man kann sich also durch das Arbeiten wunderbar von seinen eigenen Bedürfnissen ablenken. Wenn wir Pause machten, würden wir vermutlich viel eher bemerken, dass wir müde, gestresst, durstig oder hungrig sind.
Wenn wir dann nach Feierabend in die Ruhe gehen, dann merken wir erst, wie es uns wirklich geht (insbesondere emotional), da wir nicht mehr abgelenkt sind – und genau dann fangen viele Menschen an mit dem Rauchen, Saufen, Fressen oder anderen Gewohnheiten, weil sie die Ruhe, ohne Arbeit, tatsächlich gar nicht aushalten.
Die meiste Energie wird in Deutschland im Durchschnitt nach Feierabend in den Abendstunden zugeführt. Bedeutet, die Situation nach Feierabend ist ein Schlüsselmoment, in dem viele Menschen mit ihren schlechten Gewohnheiten beginnen.

Hieraus resultiert: Ein guter Ernährungs- und Gesundheitsberater erklärt heutzutage nicht mehr, wie eine Ernährungspyramide aufgebaut ist und welche Nahrungsmittel angeblich gut und welche schlecht sind und so weiter. Denn es geht in erster Linie darum, dass Menschen Strategien finden dürfen, die dafür sorgen, dass sie zum Beispiel insbesondere nach Feierabend etwas Sinnvolles tun, und nicht jedes Mal nach einem stressigen Tag als Erstes zur Tafel Schokolade greifen. Bei der Verhaltensänderung dürfen wir uns die bestehenden Gewohnheiten anschauen, anstatt mit gut gemeinten Regeln um uns zu schmeißen.

Ich hatte mal eine Klientin, die jeden Tag nach der Arbeit zum Runterkommen eine Tafel Schokolade gebraucht hat. Sie wusste durchaus, dass sie dieses Verhalten ändern sollte, hatte es schon häufig versucht, aber jedes Mal nicht langfristig umgesetzt. Als sie verstanden hat, dass dieses Verhalten höchstwahrscheinlich stressbedingt und nahezu zwanghaft war, haben wir gemeinsam nach alternativen Verhaltensweisen gesucht, indem sie sich selbst die Frage stellen durfte: »Was tut mir gut?« Dies ist eine Frage, die nicht selbstverständlich ist und die auch sie sich schon seit langer Zeit nicht mehr gestellt hatte.

Denn es gibt sehr viele Menschen, die sich zwar den ganzen Tag die Frage stellen, was andere über sie denken, sich selbst und ihre Bedürfnisse aber nicht hinterfragen.

Nachdem wir gemeinsam überlegt hatten, was sie in ihrer Vergangenheit gern gemacht hatte und wovon sie heute glaubte, keine Zeit mehr zu zu haben, kamen wir auf ein Hobby, welches sie schon seit Langem gern wieder aufnehmen wollte: Sich an ihre Nähmaschine zu setzen und etwas zu nähen.
Wir einigten uns darauf, dass sie in den kommenden zwei Wochen zwei Mal pro Woche, nach ihrer Arbeit, circa fünfzehn bis zwanzig Minuten an ihrer Nähmaschine arbeiten sollte.
Überrascht berichtete sie mir nach den zwei Wochen, dass sie an den Tagen, an denen sie nach der Arbeit an der Nähmaschine saß, weniger Schokolade brauchte – und genau darum ging es. Es ging hierbei nicht darum, dass

sie nie wieder Schokolade essen sollte, was für sie unrealistisch und totaler Quatsch gewesen wäre – sondern es ging darum, den Schokoladenkonsum langfristig zu reduzieren, was sie hierdurch besser umsetzen konnte.
Denn was hier klar wird, ist: Wenn Hunger nicht das Problem ist, dann ist Essen nicht die Lösung. Emotional zwar schon – aber nicht körperlich.

Die Frage »Was tut mir gut?« ist alles andere als eine leichte Frage, jedoch sehr relevant, da sie nur individuell von jeder Person einzeln beantwortet werden kann.
Nur Sie können wissen, was Ihnen guttut. Ich behaupte mal: Wenn Sie jemand anderen brauchen, der Ihnen sagt, was Ihnen guttut, damit Sie wissen, was Ihnen guttut: Dann haben Sie ein ganz anderes Problem.

Dann sind Gesundheit, Abnehmen, Bewegen und alles andere erst einmal Nebensache.

Tiefe Wunden

Das Modell der Komfortzone ist selbstverständlich stark vereinfacht, doch lässt sich hierüber sehr gut nachvollziehen, warum Menschen impulsive und irrationale Ticks haben. Mussten Sie schon mal einen Vortrag vor einer großen Gruppe halten?
Wenn Sie die bisher erwähnten Phänomene mal hautnah beobachten möchten, dann betrachten Sie einen Referenten, der es nicht gewohnt ist, vor einer Menschengruppe zu sprechen. Denn auch hier werden Sie weitere typische Regulationsmechanismen beobachten, die durch Stress ausgelöst werden und meist sehr unbewusst ablaufen. Insbesondere der Blick auf die menschliche Körpersprache kann hierbei sehr aufschlussreich sein.
Es gibt sehr typische Verhaltensweisen, die Menschen vor Publikum haben, ohne sich dessen bewusst zu sein. Manch einer fängt an, mit einem Stift oder mit Zetteln in der Hand zu spielen oder sich regelrecht daran festzuhalten. Manch einer wippt auf der Stelle von rechts nach links oder von vorne nach

hinten. Der Nächste weiß nicht, wo er seine Hände hintun soll, versteckt sich hinter einem Podest und wirkt einfach überfordert und verkrampft, ohne dass wir gerade festmachen können, warum es so wirkt. Manchmal erkennen wir Nervosität und Angst bei anderen Menschen auch sehr intuitiv, ohne dass wir die einzelnen Elemente eindeutig benennen können. Dennoch macht es für einen selbst großen Sinn, seine eigenen kleinen Marotten zu kennen und neugierig zu beobachten.

Ja, ich selbst habe auch solche Ticks. Ich bin so ein Mensch, der läuft auf der Bühne gerne hin und her, von rechts nach links und zurück. Das mache ich, wenn ich besonders nervös bin, auch schon vor einem Auftritt hinter der Bühne und das beruhigt mich irgendwie. Ich bin auch insofern ein Musterbeispiel, als ich phasenweise anfange, beim Vortrag schneller zu sprechen, wenn ich gestresst bin. Obwohl mir das bewusst ist und ich es nicht möchte, mache ich es trotzdem.

In dem Moment jedoch, in dem ich meine eigenen Marotten auf der Bühne erwähne, ist es nicht nur für mein Publikum sehr erheiternd, da es ihnen meist schon vorher aufgefallen ist – plötzlich erwähne ich das, alle sagen »Ja, das stimmt« und damit ist es auch für mich nur noch halb so schlimm.
Es gibt eben Reaktionen und Verhaltensweisen, die laufen dermaßen automatisch und unbewusst ab, dass der erste und schwierigste Schritt ist, sie überhaupt erst mal wahrnehmen und beobachten zu können.

Auch in Einzelgesprächen kann es sehr sinnvoll und teilweise auch humorvoll sein, die Körpersprache des Gegenübers aufmerksam zu beobachten.

Wenn ich einem Menschen zu der Zeit, in der ich meine Praxis hatte, zum Beispiel im Einzelgespräch unangenehme (relevante) Fragen gestellt habe, gab es ganz häufige wiederkehrende Reaktionen. Zum einen gibt es nämlich Menschen, die sich bei unangenehmen Fragen ganz leicht und unbewusst streicheln, zum Beispiel mit dem Daumen über den Handrücken. Ähnlich wie das Fingernägelkauen, hat dies eine beruhigende Wirkung und man bekommt es selbst gar nicht mit. Zum anderen gibt es auch Menschen, die, je nachdem wie unangenehm ihnen die Frage ist, ihre Hände kneten oder sich in die Haut kneifen.

Und es gibt sogar Menschen, die fangen an sich zu kratzen, wenn man auf einen unangenehmen Punkt stößt. Sie merken, dass wir an diesem Punkt angelangt sind: Auch Kratzen kann beruhigen. Doch nun möchte ich auf ein weiteres, unangenehmes aber wichtiges Tabuthema und Extrembeispiel eingehen, welches verdeutlicht, wie Menschen funktionieren: Denn wenn sich zu kratzen beruhigend sein kann, dann ist naheliegend, dass auch ein Verhalten wie sich zu ritzen im Endeffekt nichts anderes ist.

Wir reden auch hier ursächlich über ein Gefühl von Druck, von Spannung, von Unruhe: Es gibt also eine Emotion (einen Stressor), die (der) kaum auszuhalten ist – und eine hieraus resultierende Strategie, die eine beruhigende Funktion hat.

Ritzen ist ein selbstverletzendes Verhalten, das dafür sorgt, dass das unangenehme Gefühl wegreguliert wird. Dies verdeutlicht und untermauert nochmals ganz klar: Wenn es Menschen nicht gut geht, wollen sie sich selbst gar nichts Gutes tun und tendieren sogar zu Selbstsabotage oder zur Autoaggression.

Für viele Menschen scheint es selbstverständlich zu sein, dass der Mensch für sich selbst immer nur das Beste will. Das ist Quatsch. Sie können noch so viele gut gemeinte Empfehlungen geben, sie werden auf Granit stoßen, wenn die dahinter liegende Haltung nicht passt. Denn es ist gar nicht so einfach, sich selbst Gutes tun zu wollen, wenn Sie sich schlecht fühlen.

Und vielleicht hilft folgendes Gedankenspiel, um zu verstehen, warum die Selbstfürsorge manchmal auf Widerstand stößt: Mögen Sie sich selbst, wenn es Ihnen nicht gut geht? Wenn die Antwort »Nein« ist, dann gilt: Sich selbst Gutes tun zu wollen, wenn es einem schlecht geht, ist vergleichbar schwer, wie jemandem etwas Gutes tun zu wollen, den wir nicht mögen.

Genau dann also, wenn wir die Hilfe und die Selbstfürsorge am meisten brauchen, fällt es uns am schwersten, uns um uns selbst zu kümmern.
Jemandem, dem es nicht gut geht, mit der Aussage »Das wird dir guttun« an die Vernunft zu appellieren, ist demnach also ziemlich hinfällig.

Jedes Verhalten hat seine Ursache – mag es noch so selbstdestruktiv sein. Ein weiterer Zusammenhang ist hierbei noch zu erklären, auch wenn mir bewusst ist, dass es unangenehm ist, über dieses Tabuthema beziehungsweise Extrembeispiel nachzudenken. Dennoch ist es wichtig, um weitere Teilaspekte (zum Beispiel der Körperwahrnehmung) zu verstehen: Man weiß davon, dass Menschen, die sich selber ritzen, dazu tendieren, immer tiefer zu schneiden. Bei diesen Verhaltensweisen ist die eigene Körperwahrnehmung herabgesetzt. Menschen verletzen sich, um sich selbst zu spüren beziehungsweise weil sie sich selber nicht mehr spüren. Das Gefühl beim Ritzen wird hierbei also nicht als unangenehmer Schmerz bewertet.

Die Selbstwahrnehmung und Körperwahrnehmung spielen hierbei also eine große Rolle. Dass bei diesen Verhaltensweisen die eigenen Körpersignale kaum wahrgenommen werden und es beinahe wie in einem zwanghaften Trancezustand abläuft, verdeutlicht einen Effekt, der auch bei Essattacken oder beim einfachen Stressessen zu beobachten ist.

Jetzt komme ich wieder zum Thema Essverhalten. Wenn bei selbstverletzenden Verhaltensweisen Schmerz kaum als Schmerz wahrgenommen wird, bedeutet dies für das Stressessen: Je stärker ein Essverhalten emotional ausgelöst wird (also bei Essattacken), desto geringer ist die Chance, das eigene Sättigungsgefühl angemessen und frühzeitig zu spüren.
Denn Sättigung ist von der Körperwahrnehmung her wesentlich niederschwelliger als Schmerz. Die Wahrscheinlichkeit, dass ich bei einer Essattacke jedes Mal weit über mein Sättigungsgefühl hinaus essen werde, ist sehr groß, da ich die Sättigung während des Kontrollverlusts nicht beziehungsweise kaum wahrnehme.

Es ist sehr wahrscheinlich, dass ich beim Stressessen bis zum Völlegefühl esse und dies erst als Grenze wahrnehme. Das Völlegefühl, das normalerweise als schmerzhaft wahrgenommen wird, kann für Menschen während einer Essattacke sogar ein angenehmes Gefühl sein, da sie sich hierüber selbst spüren.

Ja, Schmerz kann angenehm sein, weil man sich dann selbst spürt – dies ist ein wichtiger Zusammenhang.

Dieses Phänomen lässt sich auch im Sportbereich beobachten, wenn Menschen nur auf die Art Sport machen, auf die es richtig wehtut und die ihnen das Gefühl gibt, jedes Mal an ihre Grenzen gehen zu müssen, weil sie sich dann selbst spüren. Dies unterstreicht noch mal, warum Sport nicht immer gesundheitsförderlich ist.

Wenn Sportler nebenbei erwähnen, wie sehr sie genießen, sich mal wieder zu spüren, sie den Schmerz genießen, sich durchbeißen, dann wird klar, dass es möglicherweise gar nicht um Wohlbefinden geht.

Sportarten, bei denen man einfach nur Spaß hat, werden häufig belächelt. Stattdessen hört man Aussagen wie: »Sport macht man nicht aus Spaß – es geht nur ums Ergebnis«, »Das muss wehtun«, »No pain, no gain«.

Sportsucht genießt eine hohe Akzeptanz in unserer Gesellschaft und viele Fitnesssportler sagen mir stolz, dass sie sportsüchtig sind – ohne dass ihnen wirklich bewusst ist, was dies bedeutet.
Denn ein Sportsüchtiger hat unterm Strich dasselbe Muster wie ein Mensch, der Essattacken hat: Er braucht seinen Stoff, braucht mehr Stoff, wenn er gestresst ist und rutscht in die Krise, wenn er seinen Stoff nicht bekommt. Dazu passen Aussagen wie »Ich muss mich abreagieren, ich muss mich auspowern, ich muss Energie loswerden – sonst fällt mir die Decke auf den Kopf.«

Hinterfragen Sie dies ruhig, wenn – selbstverständlich insbesondere von Sportexperten – gepredigt wird, dass Sport eine wunderbare Möglichkeit der Stressreduktion darstellt.
Denn um es mal auf die Spitze zu treiben – man könnte auch eins zu eins sagen: »Schokolade ist eine wunderbare Form der Stressreduktion. Alkohol ist eine wunderbare Form der Stressreduktion. Ritzen ist eine wunderbare Form der Stressreduktion. Bulimie ist eine wunderbare Form der Stressreduktion.«

In gewisser Weise sind all diese Aussagen vollkommen korrekt, haben jedoch alle ihre eigenen Konsequenzen.

»Sportbegeisterung und Fitnesslifestyle« ist aktuell ein Thema, welches ich aufgrund meiner Vergangenheit und meiner daraus resultierenden Beobachtungen sehr vorsichtig bis kritisch betrachte.

Denn als ich von meinem Übergewicht in die Sportsucht abgerutscht bin, wurde ich von meinem Umfeld gefeiert – und keiner hat verstanden, dass ich im Endeffekt immer noch das Gleiche mache. Es gibt sehr viele übergewichtige Menschen, die in eine Diät- und Sportsucht abrutschen und dafür, auch in den Medien, vor Publikum großen Applaus ernten. Die fünfzig Kilo in kürzester Zeit abnehmen und dann zum Fitness-Apostel mutieren, mit beeindruckenden Vorher-nachher-Bildern? Aus meiner Perspektive: Hier haben wir die Essstörungen und eine sehr typische Suchtverschiebung.

Iss weniger, mach Sport und hör auf zu zocken

Vergleichen Sie die Vielzahl der Strategien von Erwachsenen mal mit Verhaltensweisen von Kindern. Während Erwachsene viele verschiedene Verhaltensweisen haben, um Emotionsregulation zu betreiben und sich vor sich selbst abzulenken – wie zum Beispiel: Einkaufen, Rauchen, Sex haben, ins Spielcasino gehen, Saufen, Fitness machen, Arbeiten und vieles mehr (siehe oben) –, so haben Kinder einfach nicht so viele Möglichkeiten.

Bei Kindern würde es weitaus schneller auffallen, wenn sie Alkohol trinken oder rauchen würden. So beschränken sich Verhaltensweisen, die wir bei Kindern und Jugendlichen häufig zur Regulation beobachten, eher auf die Bereiche Essverhalten (inklusive Fingernägelkauen), Zocken (inklusive Computer und Social Media) und Ritzen (inklusive Knibbeln und Kratzen). Dadurch, dass Kinder weniger Optionen haben, fallen diese jedoch beim direkten Hinsehen stärker auf und wirken extremer. Während ein Erwachsener möglicherweise viele kleine Strategien hat, um sich vor Langeweile zu schützen, hat ein Kind eben nur wenige Optionen. Wenn man also einem Kind das Smartphone (oder zu meiner Zeit den Game Boy) wegnimmt, reagieren Kinder schlagartig aggressiv und rasten regelrecht aus.

Erwachsene Raucher reagieren hier erstaunlich ähnlich:
Einem Raucher die Zigaretten einfach wegzunehmen, kann schließlich auch sehr gefährlich sein.

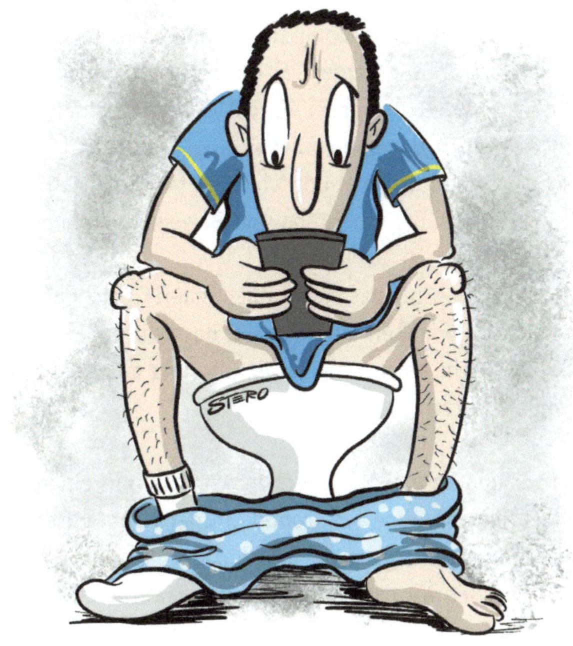

Exkurs: Digitalisierung und ihre Nebenwirkungen

Aktuell beginnt ein deutschlandweiter Diskurs über die Suchtanfälligkeit von Social Media. Mit den Chancen der schnelllebigen Zeit entstehen immer mehr unangenehme Schattenseiten, die auf den ersten Blick kaum erkennbar sind. Die Nutzung von Smartphones und sozialen Netzwerken entwickelt sich nach und nach problematisch und man kann beobachten, dass sich bekannte Muster von Suchterkrankungen abzeichnen.

Inzwischen gibt es auf den deutschen Straßen mehr Unfalltote wegen Smartphones am Steuer als wegen Alkohol am Steuer. Scheinbar fällt es sehr schwer, die Finger vom Endgerät zu lassen oder auch nachts das Gerät einfach mal stummzuschalten. Der Smartphone-Gebrauch erreicht eine krankhafte Dimension und die tatsächlichen Folgen von WhatsApp, Instagram und YouTube gehen weit über die reine Affinität zu Social Media hinaus.

Es gibt viele Menschen, die als Erstes am Morgen am Smartphone sind und als letztes am Abend am Smartphone sind – auch hier reden wir über Abhängigkeiten, die ein größer werdendes Ausmaß annehmen. Denn wer mit einhundertachtzig Stundenkilometern auf der Autobahn anfängt, eine WhatsApp-Nachricht schreiben zu wollen … Hier fängt Gesundheit an, relevant zu werden! Der Rest ist dann erst mal unwichtig. Mit diesem Menschen brauche ich mich im Leben nicht über Ernährung und Bewegung zu unterhalten.

Jetzt werden Sie sagen: »Aber das macht doch jeder!« Ganz genau: Und wenn unsere Selbstachtung dermaßen im Eimer ist, dass wir unbewusst diese Risiken eingehen, dann geht es erst einmal darum, uns mit der Haltung zu uns selbst auseinanderzusetzen. Oder?

Doch möchten wir ungern darüber sprechen: Wir leben in einer Gesellschaft, in der kaum noch jemand ohne Smartphone in der Hand auf dem Klo sitzen kann. Hierüber können wir irgendwie schmunzeln, da so viel Wahrheit drinsteckt – trotzdem wollen wir das Muster und das damit einhergehende Drama nicht erkennen.

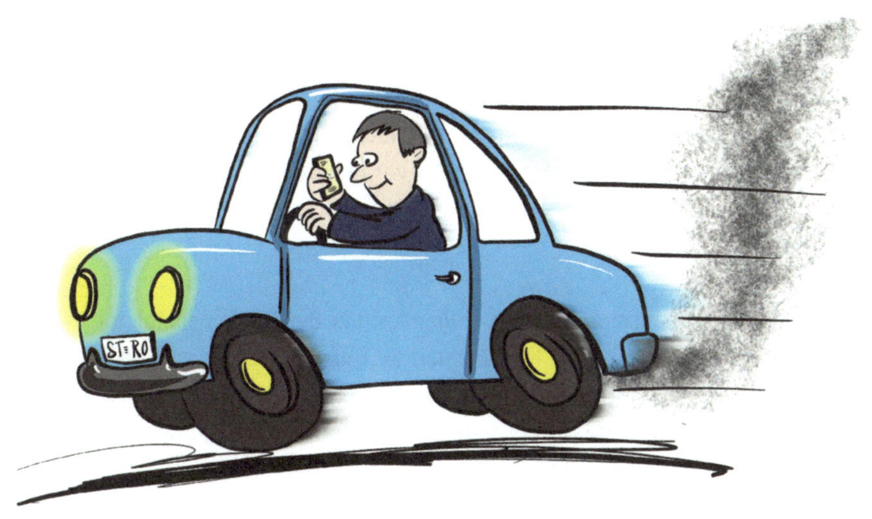

Der kleine Kreis – jetzt wird's fies

Kommen wir nun zu einem meiner Lieblingsthemen:
Wir haben ja aktuell eine sehr leistungsorientierte Gesellschaft mit einer fühlbar ansteigenden Geschwindigkeit. Die meisten Menschen versuchen, gut und viel zu arbeiten, möchten wie eine Maschine funktionieren und versuchen zugleich auch noch, möglichst gut auszusehen – also einen Sixpack zu haben oder die perfekte Bikinifigur. Wir leben in einer perfektionistischen Gesellschaft und das hat Konsequenzen.

Eine Frage, die ich oft in Seminaren meinem Publikum stelle, ist:
»Wer von Ihnen ist denn überhaupt nicht perfektionistisch?«

Was denken Sie, wie viele Leute sich melden? Die Antwort: Maximal einer von hundert. Die meisten Leute sind in unterschiedlichen Lebensbereichen perfektionistisch veranlagt und dies ist auch gesellschaftlich verbreitet zu beobachten. Es scheint sogar, als wären wir stolz darauf und als ob wir hier über einen Fehler sprechen, den Menschen sehr gerne zugeben. Sie können

sich zum Beispiel vorstellen, dass auf die Frage »Was ist Ihr größter Fehler?« bei einem Vorstellungsgespräch sehr häufig die Antwort kommt: »Ach ja, ich bin soooo perfektionistisch.«
Doch genau hier entsteht ein großes Problem, das vielen Menschen nicht bewusst ist: Das größte Problem, das wir aktuell (in Sachen Gesundheit) in Deutschland haben, ist: Man kann nichts therapieren, worauf Menschen stolz sind.

Denn Perfektionismus bedeutet Folgendes: Der Bereich in dem ich mich wohlfühle (die Komfortzone), wird kleiner, weil mehr Faktoren und Bedingungen stimmen und erfüllt werden müssen, damit jemand sagen kann: »Alles ist okay«. Durch Perfektionismus verkleinert sich die Komfortzone!

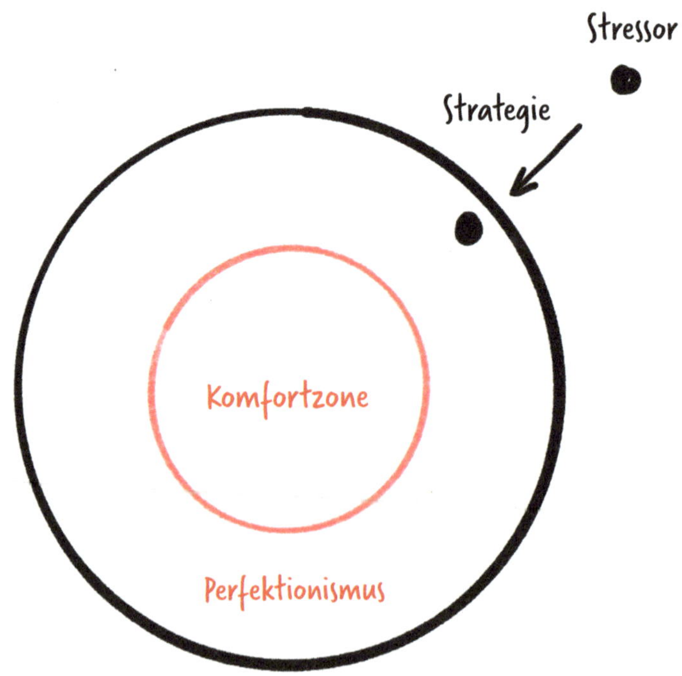

Gelassenheit ist genau das Gegenteil von Perfektionismus.

Gelassenheit heißt: Ich kann die Dinge annehmen und akzeptieren, wie sie sind, auch dann, wenn sie nicht perfekt sind. Gelassenheit bedeutet, dass die Komfortzone groß ist und man in unterschiedlichen Situationen entspannt bleibt.

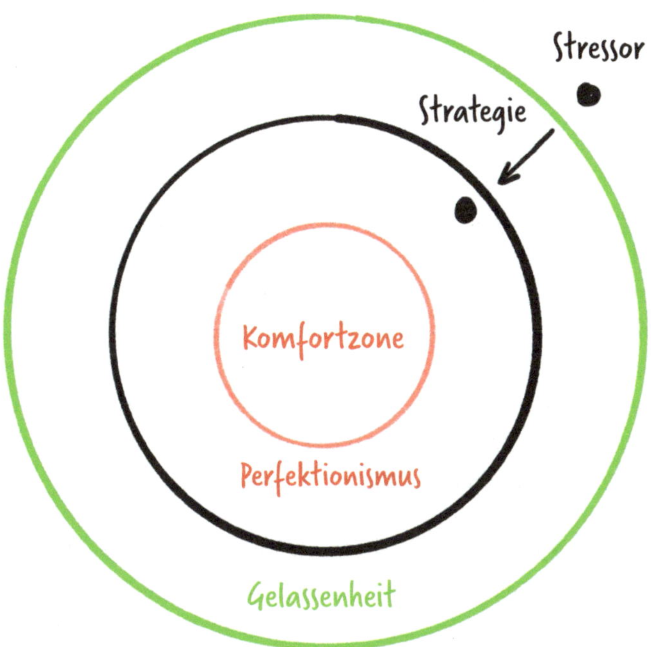

Bezogen auf die Problematik, dass viele Menschen auf ihre hohen Erwartungen stolz sind, bedeutet das: Wer stolz darauf ist, perfektionistisch zu sein, ist stolz darauf, nicht gelassen zu sein. Während Gelassenheit einen großen Toleranzbereich beschreibt, beschreibt Perfektionismus einen sehr kleinen Toleranzbereich. Dies lässt sich natürlich auf unterschiedliche Lebensbereiche übertragen. Nehmen wir zum Beispiel das eigene Spiegelbild. Die Wahrscheinlichkeit, dass ein Perfektionist sich selber nicht mag, ist sehr groß. Wenn ich einem Perfektionisten sage, »Du bist gut so wie du bist.« – fühlt er sich davon provoziert. Er will das nicht hören, da er glaubt, erst ganz viel dafür getan haben zu müssen und ganz viele Bedingungen erfüllt haben zu müssen, um so eine Aussage akzeptieren zu können. Die Wahrscheinlichkeit, dass Perfektionisten sich also autoaggressiv verhalten und Selbstsabotage betreiben, ist groß, da das Bedürfnis, sich selbst Gutes tun zu wollen, vergleichsweise gering ist. Perfektionisten sind also eher unzufrieden und gestresst, da sie den Istzustand nicht entspannt akzeptieren können. Sie sind anfälliger dafür, unter Spannung zu stehen und auf diesen Stress mit entsprechenden Verhaltensweisen zu reagieren.

Perfektionisten sind daher anfälliger für Verhaltensweisen, die sie emotional regulieren. Denn dort, wo ein gelassener Mensch in Ausnahmesituationen entspannt bleiben und diese Emotion annehmen kann, reagieren Perfektionisten mit Stress und entsprechender Stressregulation.
Perfektionisten sind also anfälliger für beruhigende Gewohnheiten wie Alkohol oder Rauchen bei Stress, Stressessen oder für die Angewohnheit, sich anderweitig, zum Beispiel damit, extrem viel zu arbeiten, extrem viel Sport zu treiben und so weiter abzulenken.

Mit diesem Verhalten beruhigt sich der Perfektionist, da er diese Emotionen und die resultierende Spannung nicht aushält. Je perfektionistischer ein Mensch ist, desto gestresster ist dieser, desto anfälliger ist er für Stressregulation.

Es gibt einige sehr gute Beispiele hierfür, die aufzeigen, dass insbesondere dort, wo der Leistungsanspruch und die Erwartungen sehr hoch sind, Menschen vermehrt mit entsprechenden Mustern reagieren. Insbesondere im Leistungssport, in den Medien, bei Führungskräften oder anderen Bereichen, in denen der Leistungsanspruch und der Druck sehr hoch sind, finden wir vermehrt suchtähnliches und zwanghaftes Verhalten.

Auch Ärzte sind zum Beispiel laut Ärztekammer doppelt so anfällig für Alkoholmissbrauch wie der Durchschnitt.

Im Leistungssport, in den Medien oder bei Führungskräften können wir ebenfalls sehr typische Verhaltensweisen beobachten: Jeden Morgen um fünf Uhr erst einmal exzessiv Sport machen, Drogen nehmen, gestörtes Essverhalten zeigen, Alkoholmissbrauch, Arbeitssucht.
Im Leistungssport treten sehr häufig zum Beispiel Essstörungen, Sportsucht und weitere stressbedingte Symptome auf, auf die wir später noch detaillierter eingehen werden. Ein sehr prominentes Beispiel hierfür ist Sven Hannawald, der Skispringer, der im Grenzbereich zur Magersucht und mit einem Burn-out in einer psychosomatischen Klinik gelandet ist. In den Medien haben wir zum Beispiel Tim Mälzer, den Starkoch. Es beschreibt selbst in vielen Interviews, wie er eines Tages, als er bekannter wurde und teilweise sechzig Stunden die Woche gearbeitet hat, Schlafstörungen bekam und abends angefangen hat, exzessiv Alkohol zu trinken. Wir erinnern uns: Wer abends zur Ruhe kommt, fängt an, zu kompensieren. Dann ist er irgendwann mit einem Nervenzusammenbruch vor der Kamera zusammengebrochen und hatte einen typischen Burn-out.

Kennen Sie Reiner Calmund, der ehemalige Fußballmanager, der heute auch noch regelmäßig im Fernsehen ist und auch als Redner auf Bühnen steht? Wenn man ihn in Motivationsvorträgen sprechen hört, hört man immer wieder Schlagsätze wie »Gib Gas«, »Malochen, malochen«, »Ich bin Workaholic« und die Aussage »Wenn es mal schwierig wird: Stahlhelm auf und Dreck fressen«. Auch er ist ein Leistungstier, das einen sehr hohen Leistungsanspruch an sich selbst hat. Man braucht ihm nicht noch mal zu erklären, was gesunde Ernährung bedeutet und was nicht. Ich bin davon überzeugt: Der weiß das. Sein Essverhalten hat für ihn eben eine Funktion.

Auch die Suizidfälle im Leistungssport sind an dieser Stelle zu erwähnen. Wie Robert Enke und Andreas Biermann: Diese beiden Spitzensportler haben Suizid begangen, weil sie keinen anderen Ausweg mehr gesehen haben.

Ich durfte mal einen Vortrag von Teresa Enke hören. Eine der Aussagen in ihrem Vortrag zur Geschichte ihres Mannes war: »Auch besonders starke Menschen können eine Depression bekommen.«

Ich bin felsenfest davon überzeugt, dass dieser Satz so nicht stimmt! Denn das »auch« impliziert, dass es normalerweise schwache Menschen wären, die eine Depression bekommen. Ich halte entschieden dagegen: Richtig müsste es meiner Meinung nach heißen: »Insbesondere starke Menschen bekommen eine Depression.«
Denn im Perfektionismus haben wir die Menschen, die sich emotional runterregulieren, hier haben wir Menschen, die unter Spannung stehen und mit regulierenden Verhaltensweisen darauf reagieren und genau hier haben wir die Menschen, die kaum noch Emotionen spüren. Hier haben wir die Emotionskälte.
Es sind die Menschen, die nur noch Wut und Euphorie wahrnehmen oder gar keine Emotionen mehr spüren und einen Gesichtsausdruck haben wie eine Puppe oder eine Maschine. Sie sind emotionskalt und begeisterungslos.

Hier haben wir auch die Menschen, die nicht mehr weinen können: Wenn so ein Mensch wieder weinen kann, dann ist es etwas Gutes. Wenn so ein Mensch wieder weinen kann, dann ist das sogar etwas Hervorragendes, denn das zeugt von emotionaler Intelligenz. Es ist eine Stärke, Emotionen zulassen zu können, und diese nicht weg zu regulieren und zu verdrängen. Es ist eine Stärke, emotional und nicht rational zu sein.
Erstaunlich ist, dass diese Zusammenhänge sogar Kinder in der sechsten Klasse sehr gut verstehen und nachvollziehen können. Kinder verstehen diese Dinge sogar meist besser als der gemeine Erwachsene, der darauf beharrt, dass er ein rationales Wesen wäre und immer funktionieren müsse.

Keine Sorge: Is' normal.
Der Hang zum Perfektionismus und der damit einhergehende Selbsthass sowie der Hang zu Selbstzerstörungen wird in unserer Gesellschaft immer ausgeprägter und ist heutzutage fast Normalzustand.

Wenn man heutzutage gesunde, junge, normalgewichtige Mädchen fragt »Wie findest du denn deinen eigenen Körper?«, ist die meist gesagte Antwort: »Ekelhaft«.

Die Wahrscheinlichkeit, dass sich ein Perfektionist selbst hasst, ist hoch – denn bis er sich selbst gegenüber sagen kann »Ich bin genug« müssen so viele Bedingungen erfüllt sein, dass es beinahe niemals der Fall ist.

Das bedeutet: Normal zu sein, reicht heute vielen nicht mehr aus. Normalität und Durchschnitt werden häufig nicht mehr als »genug« bewertet.

Spüren Sie mal in sich hinein, wenn ich Ihnen sage: »Du bist genug.« Dieser Satz geht ins Herz und löst etwas in uns aus. Die Wahrheit ist: Ich kenne keinen Menschen, der nicht regelmäßig das Gefühl hat, nicht genug zu sein – inklusive mir selbst. Und nach über fünfhundert Vorträgen habe ich an dieser Stelle noch niemanden widersprechen hören. Eher wird es an dieser Stelle sehr ruhig.

Auch in Fitnessstudios lässt sich diese Entwicklung in den letzten Jahren sehr gut beobachten. Der Anabolikamissbrauch in Fitnessstudios ist in den letzten Jahren bei jugendlichen Männern von fünf auf etwa zwanzig Prozent gestiegen.

Es gibt immer mehr Menschen, die versuchen, möglichst perfekt auszusehen, sie gehen krank zur Arbeit, gehen Verpflichtungen nach, versuchen immer zu funktionieren – und machen das auf Kosten ihrer Gesundheit.

Wir machen unbezahlte Überstunden, wollen Anerkennung, wollen Zugehörigkeit und opfern uns regelrecht auf, um einem Ideal zu entsprechen, welches nicht der menschlichen Natur entspricht.
Wir sind durchaus bereit, unsere eigene Gesundheit aufs Spiel zu setzen und unvernünftig zu handeln, denn Zugehörigkeit und Anerkennung haben heutzutage einen größeren Stellenwert als Gesundheit, Normalität und Vernunft.

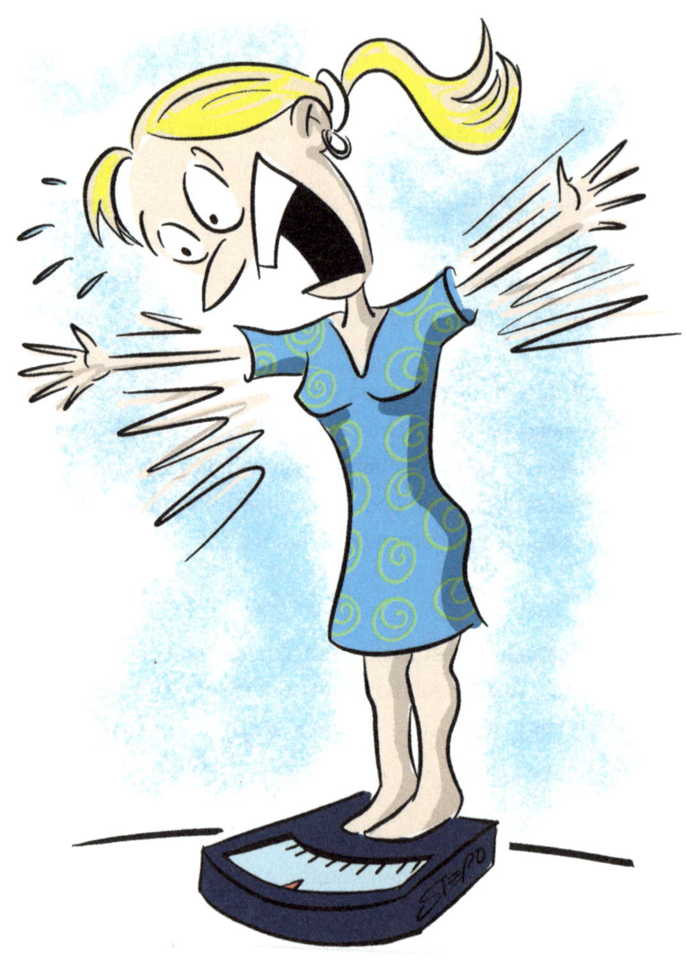

Ist Perfektionismus wirklich so schlimm?

Mir ist bewusst, dass die Kritik am Perfektionismus eine provozierende Wirkung haben kann, denn schließlich sind wir stolz darauf und definieren uns sehr gerne darüber. Zudem assoziieren wir mit Perfektionismus meistens positive Attribute wie Richtigkeit, Genauigkeit, Effizienz und Präzision.

Mit dem Wort »Gelassenheit« hingegen assoziieren wir häufig eher das Bild eines bekifften Studenten, der auf der Couch liegt und dem alles egal geworden ist: Wir assoziieren Gelassenheit fälschlicherweise mit Gleichgültigkeit.

Doch Gleichgültigkeit hat nichts mit Gelassenheit zu tun.

Zwischen diesen beiden Worten liegt ein großer Unterschied, und zwar der Unterschied der Verantwortung, auf den wir später noch eingehen werden. Um die Sinnhaftigkeit von Gelassenheit und den Risikofaktor Perfektionismus jedoch nochmals zu verdeutlichen, machen wir an dieser Stelle ein weiteres kleines, aber wichtiges Gedankenspiel: Reden wir an dieser Stelle einmal über so wichtige Berufe wie Notärzte, Herzchirurgen und Fluglotsen.

Jetzt dürfen Sie sich entscheiden: Hätten Sie gerne lieber einen perfektionistischen Notarzt, Herzchirurg oder Fluglotsen? Oder hätten Sie lieber einen gelassenen Notarzt, Herzchirurg oder Fluglotsen?

Nehmen Sie sich kurz Zeit und entscheiden Sie, bevor Sie jetzt weiterlesen.

In meinen Vorträgen mache ich die Erfahrung, dass sich circa fünfzig Prozent der Teilnehmer für einen perfektionistischen Notarzt, Herzchirurg oder Fluglotsen entscheiden und die anderen fünfzig Prozent der Teilnehmer für einen gelassen Notarzt, Herzchirurg oder Fluglotsen. An dieser Stelle möchte ich nochmals erläutern, was Perfektionismus in solch einem Beruf bedeuten würde.

Perfektionisten funktionieren perfekt, aber nur, solange auch alles perfekt läuft. Sobald es nicht so gut läuft, ein Fehler passiert oder etwas Unvorhergesehenes eintritt, lassen sich Perfektionisten sehr leicht aus der Ruhe bringen und tendieren dann zu impulsiven Verhaltensweisen, weil sie diesen Fehlzustand nicht aushalten. Und genau hier passieren die meisten und verheerendsten Fehler.

Also, um es noch mal zu verdeutlichen: Ich hätte gerne einen Herzchirurgen, der nicht nur dann gut funktioniert, wenn alles perfekt und super läuft, sondern bitte dann auch noch gut funktioniert, wenn es drauf ankommt und ich seine Hilfe wirklich dringend brauche.

Insbesondere Notärzte werden intensiv auf solche Situationen trainiert – wenn sie in eine Chaossituation mit Schwerstverletzten kommen, wissen sie ganz genau: Wer schreit, lebt!

Sie machen sich demnach erst auf die Suche nach den Menschen, die nicht mehr schreien. Denn wer schreit, ist quicklebendig. Unsereins würde wahrscheinlich zu demjenigen hinrennen, der gerade schreit und sichtlich leidet, weil wir dieses Leiden nicht aushalten – und währenddessen stirbt ein Mensch leise, der unsere Hilfe noch viel mehr gebraucht hätte.

In der Gelassenheit jedoch haben wir die Fähigkeit, die Ruhe zu bewahren und einen klaren Blick zu behalten, wenn es drauf ankommt. Der Gelassene ist dazu fähig, den Istzustand zu betrachten, ihn zu akzeptieren, entspannt zu bleiben und damit zu arbeiten.

Der Perfektionist dagegen hat eine niedrige Fehlertoleranz und lässt sich schon durch Kleinigkeiten verunsichern. Schon bei jedem kleinen Pups springt er an die Decke.

Hier haben wir die Menschen, die rot sehen, die keinen klaren Kopf behalten, die einen Tunnelblick bekommen und impulsiv werden – und genau hier die großen Fehler machen. Ja, auch die Choleriker, die rumbrüllen, sich aufführen wie ein beleidigtes Kind, impulsiv reagieren, weil sie es nicht schaffen, die Ruhe zu bewahren und entspannt zu bleiben, gehören zu den Perfektionisten. Und spätestens jetzt wissen auch Sie wen ich meine, denn auch Sie werden höchstwahrscheinlich einen kennen.

Wenn wir davon ausgehen, dass der Perfektionist einen sehr engen, stark definierten Erwartungsradius hat, also eine genau definierte Vorstellung davon, wie es idealerweise sein sollte, so wird all das, was außerhalb dieser Erwartung liegt, nicht toleriert werden. Das bedeutet:

Im Perfektionismus versteckt sich die Intoleranz! Intoleranz gegenüber Fehlern, gegenüber Schwäche, gegenüber Emotionen, gegenüber anderen Meinungen und gegenüber der Andersartigkeit. Alles, was nicht der Erwartung des Perfektionisten entspricht, ist tabu und wird verneint.

Was denken Sie, warum dicke Menschen häufig von durchtrainierten Fitnessstudio-Gängern ausgelacht und als dumm und faul verurteilt werden?

Dicke Menschen werden von sportsüchtigen Perfektionisten häufig verurteilt und als ekelhaft und abstoßend betitelt, da Übergewicht in ihrer Welt ein Tabuthema ist, welches nicht existieren darf. Hier entsteht Diskriminierung, welche gegenüber Übergewichtigen heute sehr weitverbreitet ist. Auch andere Kulturen, Sitten und Werte werden von Perfektionisten schnell als falsch und unmenschlich verurteilt und betitelt, da sie nicht den eigenen Überzeugungen entsprechen. Auch Menschen, die einfach andere Prioritäten im Leben haben, werden von Perfektionisten als faul, naiv oder dumm betitelt. Jemand anderen zu verurteilen oder zu mobben kann hierbei ebenso ein emotionsregulatives, impulsives Verhalten sein, welches nahezu zwanghaft ist und auf einen selbst in dem Moment beruhigend wirkt. Die Gefahr ist: Perfektionisten lassen sich schlicht und einfach unheimlich einfach provozieren.

Jammern fördert Jammern

Jammern hat sich zu einem bemerkenswerten Symptom einer Gesellschaft entwickelt, die alles hat und trotzdem unzufrieden ist.

Perfektionisten tendieren dazu, Ursachen für die eigene Unzufriedenheit außerhalb von sich selbst suchen und finden zu wollen. Sie projizieren ihre eigene Unzufriedenheit auf ihr Umfeld und begründen sie, indem sie etwas vermeintlich Verantwortliches oder einen Schuldigen finden. Der Perfektionist übernimmt nicht selbst die Verantwortung für seine Unzufriedenheit, sondern klagt, prangert an und jammert wie ein Weltmeister.

Schauen wir uns einmal an, wie sich Unzufriedenheit auch in Gruppen kultivieren lässt: Kennen Sie folgende Situation? Sie sind mit Freunden unterwegs und sind dabei, sich angeregt zu unterhalten. Einen kurzen Moment haben Sie nicht zugehört und plötzlich fangen die anderen an zu lachen. Obwohl sie nicht verstanden haben, warum die anderen lachen, machen Sie einfach mit, da Sie die Gruppendynamik in diesem Moment nicht irritieren möchten. Ja, um nicht aufzufallen, machen wir manchmal seltsame Dinge – um nicht dumm zu wirken und nicht kritisiert zu werden. Wir passen uns unserem Umfeld sehr gerne an und machen dies mehr oder weniger bewusst, um Sympathie und Zugehörigkeit zu erzeugen.

Dieses Zugehörigkeitsgefühl spielt auch für den Perfektionisten eine große Rolle. Wenn Sie sich einen unzufriedenen Perfektionisten vorstellen, der sich über eine Bahnverspätung, den Kellner oder andere Autofahrer aufregt – Sie jedoch entspannt bleiben und auf ihrer Meinung beharren, »dass es doch nicht so schlimm ist«, dann kann das diesen Perfektionisten in den Wahnsinn treiben, da er sich in dem Moment für seine eigene Position Zuspruch und Bestätigung wünscht. Beobachten Sie doch mal Menschen, die sich über jemanden oder etwas echauffieren, und wie diese währenddessen nach Bestätigung und Zustimmung streben. Ganz nach dem Motto: »Na ist doch wahr, oder?«

In dem Moment, in dem wir uns über etwas aufregen, wünschen wir uns, dass uns andere Menschen in unserer Sichtweise bestätigen. Getreu der Devise: »Schauen Sie mal da, dieser Vollidiot – das ist doch nicht zu fassen.« Hier entsteht eine große Falle, der sich viele Menschen nicht bewusst sind – denn Jammern fördert Jammern.

Stellen Sie sich vor, Ihr persönlicher Vorgesetzter beschwert sich über den Straßenverkehr oder über das Wetter. Wie sehr verspüren Sie das Bedürfnis, in dieses Gespräch mit einzusteigen, um ein gemeinsames Gesprächsthema mit Ihrem Vorgesetzten zu haben? Denn so entsteht schließlich Sympathie. Sobald sich unser Wertesystem mit anderen gleicht, werden wir als sympathisch und ebenbürtig wahrgenommen.

Es ist demnach sehr verlockend, sich einer bestehenden Meinung zuzuordnen, um Sympathie für die eigene Person zu erzeugen.

Wenn sich also der Vorgesetzte oder die Kollegen über die Parkplatzsituation des Unternehmens echauffieren, ist es für einen strebsamen Arbeitnehmer, der die Karriereleiter erklimmen möchte, ebenfalls verführerisch, zusammen mit seinem Vorgesetzten oder seinen Kollegen zu jammern. Die Gefahr ist damit allerdings sehr groß, unter anderen Jammerlappen selbst zum Jammerlappen zu werden und unter anderen Perfektionisten ebenfalls zum Perfektionisten zu werden. Insbesondere dann, wenn wir nicht hinterfragen, was wir da eigentlich tun. Sie müssen sich bewusst machen, mit wem Sie eine Meinung teilen wollen, die möglicherweise gar nicht Ihre eigene ist und die Sie nur aus dem Grund adaptieren, da Sie sich von dieser Person Anerkennung, Sympathie oder Wertschätzung wünschen.

Gehen wir mal davon aus, Sie würden dem Gejammere einfach widersprechen und sagen: »Nein, das sehe ich anders.«

Sie kennen vermutlich Situationen, die innerhalb von Sekunden in ein emotionales Chaos eskaliert sind?! Denn Menschen mit unterschiedlichen Überzeugungen besitzen die Fähigkeit, sich gegenseitig zu provozieren – schließlich wird das eigene Weltbild mit all den Dingen, die wir verurteilen, tabuisieren und worüber wir jammern, sehr gerne verteidigt. Ein Perspektivwechsel kann demnach sehr unangenehm sein. Was jedoch viele vergessen, ist: Ein Perspektivwechsel darf kratzen. Denn genau dann fühlen wir uns in unserem Wertesystem und Weltbild nicht bestätigt und genau an diesem Punkt können wir am meisten lernen. Es kann weitaus spannender sein, das Bekannte zu bezweifeln und zu hinterfragen, als ständig nach etwas Neuem zu suchen.

Wenn Sie die intolerante Position eines Menschen nicht teilen und eine Gegenposition annehmen, wird sich der Perfektionist durchaus von Ihnen provoziert fühlen. Denn wenn Sie sein Tabu tolerieren – werden Sie für ihn selbst zum Tabu. Sie dürfen jedoch auch sich selbst beobachten: Halten Sie die Position des anderen aus?

Mit weitaus weniger Provokation kommt der Gelassene aus: In der Gelassenheit herrscht die Toleranz. Im Gegensatz zur perfektionistischen Position haben wir in der Gelassenheit die Fähigkeit, die Dinge so zu akzeptieren, wie sie sind, diesen Dingen ihren Lauf zu lassen und entspannt zu bleiben, auch wenn etwas dem eigenen Weltbild widerspricht.

In der gelassenen Position verfügen wir über Selbstsicherheit, und wir können immer dann auf sie zurückgreifen, wenn wir sie brauchen. Wer Gelassenheit kultiviert, entwickelt sich so zum Fels in der Brandung.

Der Perfektionismus dagegen beinhaltet die Hauptrisikofaktoren für Suchtverhalten, für psychische Erkrankungen, für Autoaggression und für Impulsivität.

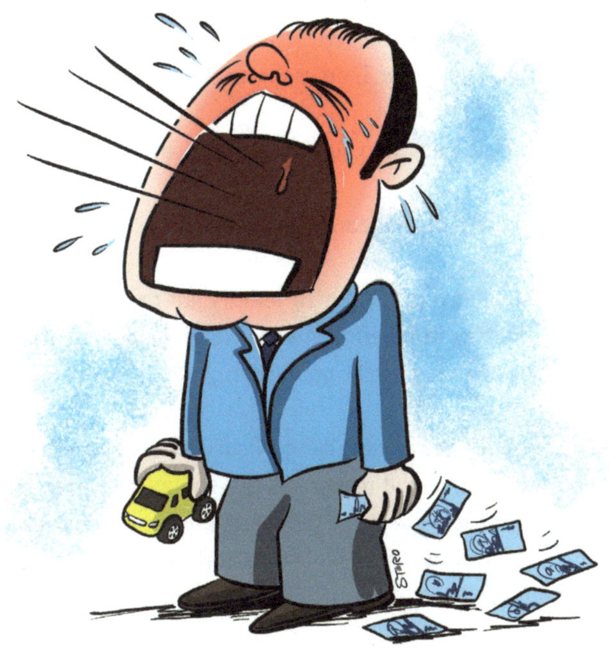

Hauptsache krass

Wir haben nicht nur immer mehr dicke Menschen in Deutschland, die Extreme werden insgesamt mehr. Die Essstörungen in beide Richtungen nehmen immer mehr zu.

Interessant ist, dass es Suchtmuster gibt, die gesellschaftlich hoch anerkannt sind und wertgeschätzt werden: Sportsucht, Arbeitssucht und teilweise sogar Essstörungen werden in unserer Gesellschaft tendenziell gefeiert und gefördert – Hauptsache dünn, sportlich und effizient. Alkohol, Übergewicht und Rauchen werden dagegen verurteilt – dabei machen beide Gruppen genau das Gleiche.

Es gibt sehr viele Workaholics, die, wenn sie nicht mehr arbeiten können, anfangen, Alkohol zu trinken (Suchtverschiebung).
Es gibt viele Sportler, die keinen Sport mehr machen können und übergewichtig werden (Suchtverschiebung).
Es gibt übergewichtige Menschen, die zum Fitnessexperten werden (Suchtverschiebung).
Es gibt Ex-Raucher, die plötzlich zunehmen (Suchtverschiebung).

Bei all diesen Beispielen verschiebt sich jeweils nur das Verhalten – das Gemüt, die Haltung und das Wohlbefinden ändern sich jedoch nicht. Es wird nur eine Sucht gegen eine andere Sucht getauscht.

Die Gedanken, die mich in meiner übergewichtigen Jugendzeit unzufrieden gemacht haben, waren und sind immer ein Teil von mir gewesen: »So wie du bist, bist du nicht gut genug« und »Du musst besser sein beziehungsweise besser aussehen, um dich wertvoll fühlen zu dürfen«. Es war ganz egal, wie ich aussah, diese Gedanken habe ich jahrelang trainiert und wiederholt.

Und auch wenn ich mit Mitte zwanzig schlank, sportlich und durchtrainiert war – der selbsthassende Blick in den Spiegel war immer gleich und präsent.

Geheimnisvolles Muster

Jeder Mensch hat Verhaltensweisen, die immer genau dann auftreten, wenn es ihm nicht gut geht – auch Sie. Insbesondere diese emotional ausgelösten Verhaltensweisen laufen jedoch sehr unbewusst ab (wie in Trance), sodass sie währenddessen sehr schwer zu erfassen beziehungsweise zu begreifen sind.

Beobachten Sie die typischen Strategien, welche Sie zur Beruhigung nutzen (zum Beispiel typischerweise nach Feierabend oder in stressigen Phasen). Diese Strategien zu beobachten und wahrzunehmen ist der erste und schwierigste Schritt.

Es gibt Menschen, die sind zum Beispiel der Überzeugung, dass sie sich immer gesund ernähren und wenig essen und trotzdem immer dicker werden. In gewisser Weise stimmt ihr Eindruck, denn gesund essen tun sie immer dann, wenn sie beim Essen bewusste Entscheidungen treffen. Der Kontrollverlust (an der Tankstelle einen Schokoriegel kaufen und beim Autofahren, beim Fernsehschauen oder in Stressphasen bei der Arbeit essen) läuft sehr unbewusst ab und viele Menschen, die in stressigen Situationen essen, haben dies auch kurz danach wieder vergessen.

Ich hatte schon mal eine Klientin, die der Überzeugung war, dass sie sich durchgehend sehr gesund verhält und isst. Es hat eine Weile gedauert, bis wir gemeinsam auf den Trichter kamen, dass sie regelmäßig drei- bis viermal pro Woche in der Nacht regelrechte Fressattacken hatte. Das wusste sie auf gewisse Art und Weise auch, hat dies jedoch nicht erwähnt, als sie mir anfangs vermitteln wollte, welche Lebensmittel sie tagsüber aß. Es ist absolut nicht einfach, sich selbst in seinen Mustern zu finden und diese währenddessen zu erkennen.

Bleiben Sie neugierig, ertappen Sie sich selbst und nehmen Sie es erst einmal an (ohne schlechtes Gewissen), denn es ist, wie es ist und jedes Verhalten hat immer eine Funktion. Sie sind nicht zu blöd zum Leben, auch wenn Sie das manchmal von sich selbst behaupten wollen.

Teil 2: Identität und Prioritäten

Während wir uns im ersten Teil Gewohnheiten und den Aspekt der Emotionsregulation genauer angeschaut haben, geht es im folgenden Teil um Prioritäten. Denn wir alle wissen ja, dass Gesundheit eine hohe Priorität im Leben haben sollte, sie jedoch bis zu dem Moment nicht als Priorität betrachtet wird, in dem einem die Gesundheit abhandenkommt.

Es geht im Folgenden also um die Frage:
»Warum setzen wir unsere Prioritäten eigentlich so, wie wir sie setzen?«

Denn scheinbar wissen wir ja, welchen Stellenwert die Gesundheit theoretisch haben sollte, messen ihr jedoch im Alltag keine so große Relevanz zu. Also auch hier gilt: Wir wissen es, aber wir machen es nicht.
Und um dieses Kapitel einzuleiten, mache ich nun etwas, was normalerweise nicht üblich ist – ich beginne an dieser Stelle mit einem Fazit, damit sie von Anfang an wissen, worum es hier gehen soll. Und diesbezüglich möchte ich eine kleine Anekdote erzählen, welche mir im Rahmen meiner Arbeit widerfahren ist:

In der Vergangenheit habe ich neben den Vorträgen, welche ich üblicherweise halte, auch mehrfach mehrtägige Seminare angeboten und durchgeführt. Dies unter anderen auch zum Thema Zeit- und Selbstmanagement.

Eines Tages sagte ein Seminarteilnehmer am Ende eines Zeitmanagement-Seminars Folgendes zu mir:
»Herr Letzner, jetzt sagen Sie mal ehrlich, dieses ganze Zeitmanagement-Thema ist doch streng genommen totaler Blödsinn, oder?«
Ich freute mich sichtlich über diese Aussage, musste ein bisschen schmunzeln und fragte: »Wie meinen Sie das?«

Plötzlich wurde der Teilnehmer sehr ernst und sagte traurig und mit ruhiger Stimme: »Mein bester Freund und ich wollten uns die letzten fünf Jahre endlich mal wieder treffen. Wir hatten in den letzten Jahren beide keine Zeit dafür, mussten beide viel arbeiten, hatten Verpflichtungen, Familie, Haus und so weiter. Letztendlich haben wir für diesen Sommer dann endlich einen Termin gefunden, um uns nach so langer Zeit mal wieder zu sehen. Und was ist passiert: Anfang des Jahres ist mein bester Freund bei einem Autounfall verstorben. Das war's.«

Dies ist ein bewusst unangenehmes Beispiel, welches jedoch keinen Raum für Diskussionen lässt, wenn ich sage: »Es ist immer eine Frage der Priorität.« Daraus resultiert auch: Die Aussage »Ich habe keine Zeit« ist immer eine getroffene Entscheidung! Ob bewusst oder unbewusst spielt hierbei keine Rolle. Also seien Sie sehr achtsam und vorsichtig, wenn Sie das nächste Mal behaupten wollen, dass Sie für etwas oder jemanden keine Zeit hätten.
Um zu verstehen, wie es so häufig dazu kommt, dass Menschen sich fremdbestimmt und unfrei fühlen und das Mantra »Ich habe keine Zeit« wie selbstverständlich aufsagen und wirklich glauben, dürfen wir uns nun mit den Bedürfnissen befassen, die Menschen haben.

Sag mir bitte, dass ich toll bin

Kinder brauchen Liebe und ja: Erwachsene sind auch nur große Kinder.
Die Vergangenheit birgt einige Beispiele und Experimente, die deutlich aufzeigen, dass Aufmerksamkeit und Anerkennung für Kinder nahezu überlebenswichtige Bedürfnisse sind. Der Mangel an Zuwendung für Kinder führt zu gestörter körperlicher und geistiger Entwicklung. In einigen Experimenten, welche man heute aus ethischen Gründen nicht mehr wiederholen würde, wird deutlich, dass Kinder, die keine Ansprache oder körperliche Zuwendung bekommen, sogar daran sterben können. Hieraus folgt eine Erkenntnis, welche auch die Weltgesundheitsorganisation in ihrer Definition für Gesundheit aufgreift, die jedoch in vielen Diskussionen über Gesundheit vernachlässigt wird.

Die Weltgesundheitsorganisation sagt: »Die Definition von Gesundheit ist die physische Gesundheit, psychische Gesundheit und die soziale Gesundheit.«

Wir brauchen also nicht nur einen gesunden Körper und eine gesunde Psyche – nein, wir brauchen auch Gruppen und Zugehörigkeit. So etwas wie Familien, Klassenverbände, Mitarbeiter, Freunde. Das Gefühl von Zugehörigkeit, sich geliebt und angenommen zu fühlen, ist ein essenzielles Grundbedürfnis. Es ist kein Wunder, dass dieser Aspekt in einer so rationalen Gesellschaft wie der unseren, in der Abhängigkeit als Schwäche betitelt wird, gerne vergessen wird.

Hieraus resultiert: Eines der schlimmsten Dinge, die man einem Menschen antun kann, ist Isolationshaft. Wenn man Menschen über einen längeren Zeitraum alleine wegsperrt und isoliert, werden sie krank. Dies verdeutlicht auch, wie gefährlich Mobbing sein kann. Denn wenn ein Mensch das Gefühl hat, ausgeschlossen, isoliert und alleine zu sein, dann kann auch dies krank machen.

Was passiert jedoch, wenn das Bedürfnis nach Zugehörigkeit überhandnimmt und sich anderen Bedürfnissen überordnet? Problematisch wird es nämlich auch dann, wenn das Bedürfnis nach Zugehörigkeit wichtiger wird als die eigene physische Gesundheit und Vernunft.

Ein gutes Beispiel hierfür sind Mutproben bei Jugendlichen.
Zugehörigkeit und Anerkennung zu gewinnen haben hier einen höheren Stellenwert, als die eigene physische Gesundheit zu bewahren. Dementsprechend gehen Jugendliche im bekannten Gruppendruck gewisse Risiken ein, die sogar lebensgefährlich sein können – nur, um dazuzugehören. Viele Mutproben enden jedoch regelmäßig mit schweren körperlichen Verletzungen oder sogar mit dem Tod.
Zugehörigkeit kann demnach wichtiger sein als die eigene Unversehrtheit, sie kann eine Risikobereitschaft mit sich bringen, welche wir alleine und mit gesundem Menschenverstand nicht zeigen würden.
Mutproben sind an dieser Stelle natürlich Extrembeispiele, jedoch resultieren aus diesem Bedürfnis heraus auch einige spannende Alltagsphänomene, welche Sie auch in Ihrer Umgebung regelmäßig beobachten können:

Stellen Sie sich einmal vor, eine Gruppe von Männern geht gemeinsam in ein Restaurant. Schon nach kurzer Zeit kommt der Kellner an den Tisch und ohne, dass wirklich Zeit gegeben wurde, die Speisekarte zu studieren, wird die Bestellung aufgenommen. Der erste Mann bestellt sich (zugegebenermaßen sehr klischeehaft) ein Bier und einen Hamburger. Der zweite Mann bestellt sich ebenfalls ein Bier und einen Hamburger. Der dritte Mann bestellt sich ebenfalls ein Bier und einen Hamburger. Spätestens jetzt ist die Wahrscheinlichkeit sehr groß, dass der Rest der Gruppe die Speisekarten einfach weglegt und ebenfalls jeweils ein Bier und einen Hamburger bestellt. Dieses Phänomen beschreibt eine Gruppendynamik, in der Zugehörigkeit und Zusammenhalt symbolisiert werden.

Das Bedürfnis, mich entsprechend der Gruppe anzupassen, ist größer als der eigene Essens- und Getränkewunsch. Dies ist ein Phänomen, welches Sie in vielen Bereichen des Lebens im Alltag häufig beobachten werden.
Auch in meinen Seminaren sehe ich es immer wieder und amüsiere mich sehr darüber. Vor einiger Zeit hatte ich zwei Seminartage zum Thema Gesundheit in einem Unternehmen für Auszubildende, welche in zwei Gruppen eingeteilt waren.
Hierbei hatte ich jeweils einen ganzen Seminartag mit einer Gruppe.
Am ersten Seminartag war ich mit der ersten Gruppe Mittagessen und wir saßen gemeinsam in der Kantine, in der ein Kellner nach den gewünschten Getränken fragte.
Der erste Azubi bestellte sich eine Cola, der zweite eine Fanta, der dritte eine Apfelschorle … in meinen Augen trank jeder an diesem Tag einfach das, worauf er Lust hatte.

Am zweiten Tag saß ich mit der anderen Azubi-Gruppe in der Kantine, und wieder wurden wir nach unseren Getränkewünschen gefragt. Der erste Auszubildende bestellte sich ein Glas Sprudelwasser – und zu meiner großen Überraschen trank die komplette Gruppe an dem Tag nur Mineralwasser. Scheinbar war es schon für den Zweiten eine gewisse Hürde, bei einem Gesundheitsseminar etwas anderes als Wasser zu bestellen. Eine Gruppendynamik, die in erster Linie auf Zugehörigkeit und rollengerechtem Verhalten beruht. Wenn Menschen das Gefühl haben, dass ein bestimmtes Verhalten in einem bestimmten Rahmen von ihnen erwartet wird, da ihnen eine Rolle zugeteilt wird, mit der sie sich identifizieren – dann werden sie sich höchstwahrscheinlich auch entsprechend verhalten.

Dieses platte Beispiel weist auf den extrem großen Einfluss des Rollenverhaltens auf den Bereich der Gesundheit und des Ernährungsverhaltens.
Denn insbesondere Konsumgüter, und damit auch unser Ernährungsverhalten, sind höchst identitätsstiftend und spielen besonders heutzutage eine immer größere Rolle, wenn es um die Definition unserer eigenen Identität geht.

Hör mal, wer da schlemmt

Sprechen wir einmal über das Attribut »Männlichkeit«.
Wenn einem Mann dieses Attribut der Männlichkeit wichtig ist, dann ist die Wahrscheinlichkeit sehr groß, dass er sich, teils bewusst, teils unbewusst, bemühen wird, sich möglichst männlich zu verhalten, was auch immer er darunter versteht.
Hier spielen vor allem seine persönlichen Assoziationen mit diesem Attribut eine große Rolle. Auch die Angst vor Unmännlichkeit wird ihn möglicherweise dazu treiben, sich rollenspezifisch zu verhalten beziehungsweise sich zu inszenieren.

Denn hat ein Mann Angst davor, nicht männlich genug zu wirken, dann ist die Wahrscheinlichkeit sehr groß, dass er versuchen wird, sich typisch männlich zu verhalten, um vom Umfeld (von seinen Kollegen/von anderen Männern) auch entsprechend als echter Mann anerkannt zu werden.

In den Bereichen Gesundheit und Ernährung lässt sich das typisch männliche Verhalten gut verdeutlichen, da viele klischeehafte Assoziationen für »typisch männlich« existieren. Was assoziieren Sie mit typisch männlichen Verhaltensweisen im Kontext Ernährung und Gesundheit?

Hier eine kleine Sammlung von typischen Assoziationen, die erfahrungsgemäß sowohl Männer als Frauen zum Begriff »Männlichkeit« haben:
Männer trinken Bier und keinen Sekt, eher Whisky als Wasser, Männer essen viel (schon als Kind sind eher die Jungs gute Esser als die Mädchen), Männer lieben XXL-Schnitzel und Riesen-Currywurst, Männer machen Kampftrinken, Männer zeigen Alphatierverhalten (»Wer das größte Schnitzel schafft, der hat gewonnen.«, »Wer schafft die schärfste Chilisauce?«).

Und es geht noch weiter: Ein echter Mann bestellt keine kleine Pizza, er bestellt sich keinen Seniorenteller, beim Fußballgucken wird kein Cocktail bestellt, und wer das alkoholfreie Bier trinkt, der ist die arme Socke. Echte Männer haben am besten eine tiefe, rauchige Stimme (denn Rauchen ist männlich), Männer kämpfen und riskieren (No risk, no fun – sei kein Waschlappen), sie haben keine Angst (Sei kein Mädchen) und sind stärker als Frauen (Deine Schwester hat dich im Armdrücken geschlagen? – Schwächling!). Die Frage »Schaffst du das?« vor dem gehäuften Teller ist häufig gar keine Frage nach der Sättigung, sondern impliziert vielmehr die Bewunderung: »Wenn du das schafft, dann bist du gut.«

Diese Assoziationen können den ein oder anderen übrigens schon beim Lesen provozieren. Wenn Sie nämlich denken, dass man solche Assoziationen nicht haben sollte, da diese Beispiele »klischeehaft« und »nicht zeitgemäß« seien ..., dann gehen Sie mit dem Thema nicht gelassen um und erwarten etwas, was jedoch nicht der Realität entspricht – ob Sie wollen oder nicht.

Auch im Marketing gibt es zielgruppenspezifische Angebote, bei denen Bedürfnisse, Träume und Assoziationen genutzt werden, um einem Produkt entsprechende Attribute anzuheften: In der Bier-Werbung schraubt ein Mann an seinem Motorrad. Eine Familie sitzt gemeinsam am Tisch und genießt zusammen mit Opa eine Tiefkühlpizza. Bilder von Superhelden zieren süße Getränke für Kinder. Junge Studenten, die auf einem riesigen Schiff auf dem Ozean Richtung Horizont fahren, stoßen mit einem Bier an.

Die Werbung ist eine Welt der Illusionen. Es werden Bilder und Geschichten vermittelt, mit denen Familienzugehörigkeit, Männlichkeit, Weiblichkeit oder Leichtigkeit den Produkten zugeordnet und mit ihnen verkauft werden. Und diese Bilder haben durchaus eine Wirkung auf uns. Jeder Mensch wird jeden Tag mit durchschnittlich zehn- bis dreizehntausend Werbebotschaften konfrontiert, und diese werden Ihnen wohl kaum alle bewusst sein. Diese Botschaften beeinflussen uns, ob wir wollen oder nicht.

Ich sage an dieser Stelle nicht, dass diese Klischees gut und wünschenswert seien, jedoch dürfen wir feststellen, dass diese Bilder fest in unserem Wertesystem verankert sind, sonst würde es im Kabarett keine Inhalte zum Thema »Typisch Mann, typisch Frau« geben, welche jedoch genau hier genutzt werden und nach wie vor zu finden sind.

Nehmen wir einmal an, ein Mann und eine Frau gehen abends im Restaurant essen: Es würde durchaus auffallen, wenn die Frau ein Steak und ein Bier bestellen würde und der Mann einen Salat mit Wasser bestellt. Es muss natürlich nicht immer der Fall sein – aber Sie werden diese rollenspezifischen Verhaltensweisen vermehrt beobachten. So trifft sich eine Gruppe Männer vermutlich eher mit einem Kasten Bier und bei einer Gruppe Frauen wird eher eine Flasche Sekt oder Weißwein geöffnet werden.

Und genau diese Bilder haben wichtige und relevante Auswirkungen auf die Vermittlung von scheinbar wünschenswerten Empfehlungen in der Ernährungs- und Gesundheitsberatung.

Stellen Sie sich einmal vor, ich würde einen Mann im Kontext »Ernährungsberatung bei Übergewicht« beraten, bei dem deutlich wird, dass ihm das Attribut »Männlichkeit« durchaus wichtig ist – so ein typischer, übergewichtiger, biertrinkender Holzfäller-Typ-Mann.

Jetzt gebe ich, als Ernährungsberater, folgende, meist schon bekannte Empfehlungen:
»Am besten nehmen Sie einen kleinen Teller – damit Sie möglichst kleine Portionen essen und häufiger nachnehmen müssen.«
»Am besten nehmen Sie eine kleine Gabel – damit Sie möglichst langsam essen und nicht so schnell schaufeln können.«
»Und am besten nehmen Sie sich einen kleinen Salat – damit Sie sich möglichst gesund ernähren ...«
– Das, was man so typischerweise hört eben.

Jetzt stellen Sie sich diesen Mann, einen Tag später, einmal in der Kantine vor. Wie er da zwischen seinen männlichen Holzfäller-Kollegen in der Kantine steht – mit seinem süßen kleinen Teller und seiner putzigen kleinen Gabel und seinem kleinen Salat.

Ist das eine öffentliche Kastration? »Der fühlt sich wie ein Waschlappen« – um mal bei den vorherigen Assoziationen zu bleiben.

Denn in dem Moment, in dem das Gefühl von Männlichkeit angegriffen wird, fällt es durchaus schwer, das vernünftige, empfohlene Verhalten auch umzusetzen, da hieraus ein Bedürfniskonflikt resultiert. Zugehörigkeit und damit einhergehend Männlichkeit ist dieser Person in diesem Beispiel vermutlich wichtiger als Vernunft. Menschen dürfen also in ihren Bedürfnissen ganzheitlich betrachtet werden, anstatt so zu tun, als ob Gesundheit und Vernunft für alle Menschen das Wichtigste wären.

Und glauben Sie mir: Männer mit dem Thema Gesundheit zu erreichen, ist sowohl in Unternehmen also auch gesamtgesellschaftlich eine große Herausforderung.

Denn wenn das gesamte Gesundheitsthema auch im Marketing nicht über Apfel, Yoga, Wellness und Prostata hinausgeht, dann brauchen wir uns nicht wundern, warum eine sehr relevante Zielgruppe schlicht und einfach keinen Bock mehr hat – auf gesund.

Oder, um mal bei dem Vokabular zu bleiben, welches mir als Ernährungsfachkraft seit Jahren alltäglich geläufig ist: »Keiner möchte sich von einem Körnerfresser die Butter vom Brot nehmen lassen.«

Ladies first

Um von dem klischeehaften Beispiel der Männer einmal Abstand zu nehmen, kommt im Folgenden noch ein nettes Beispiel einer Studie, welche mit Frauen durchgeführt wurde – die hier nur oberflächlich beschrieben wird, jedoch die Tragweite dieser unbewussten Einflussfaktoren verdeutlicht.

In diesem Experiment aus Kanada hat man Frauen beim Essen in einer Kantine einer Universität beobachtet. Man hat beobachtet, wie diese Frauen (wenn sie unter sich sind) essen, und nach dem Essen gemessen, wie viel sie exakt gegessen haben.

Man hat bei diesem Experiment festgestellt: Sobald auch nur ein attraktiver Mann mit am Tisch saß, haben alle Frauen weniger gegessen. Verrückt, oder?

Ob das nun bewusst oder unbewusst stattfand, ist hierbei nicht klar, und auch die tatsächliche Ursache und Intention dahinter ließen sich nicht eindeutig beschreiben – wenn allerdings schon unser akutes direktes Umfeld einen so großen Einfluss darauf hat, wie wir uns verhalten und wie wir essen, dann können wir uns ausmalen, was sonst noch alles einen Einfluss auf unser Verhalten haben muss, ohne dass uns dies immer bewusst ist. Denn Menschen sind soziale, emotionale Wesen.

Mit Anlauf auf die Fresse

Das Thema der ganzheitlichen Gesundheit bekommt zur aktuellen Zeit eine immer größer werdende Relevanz. Insbesondere wenn es um die psychische Gesundheit geht, wird es spannend. Allein die Zahl der psychisch bedingten Fehltage in Unternehmen hat sich in den letzten zehn Jahren in Deutschland knapp verdoppelt. Es gibt immer mehr Fälle von Burn-out, Depressionen, Angststörungen, Panikattacken, psychosomatischen Beschwerden, Verhaltensauffälligkeiten, Essstörungen oder auch Schlafstörungen. Und möglicherweise hängen all diese Themen miteinander zusammen und lassen sich gar nicht so einfach isoliert voneinander betrachten, wie es gerne gemacht wird.

Was will ich sein? Die Geschichte von P H I L

Ich würde mal behaupten, es gibt bestimmte Attribute, die wir in einer leistungsorientierten Gesellschaft fast alle von uns selbst erwarten.

Um diese Attribute vorzustellen und deren Konsequenzen zu verdeutlichen, möchte ich eine kurze Geschichte erzählen. Anhand dieser Geschichte werden Sie sehr eindrücklich verstehen, was aktuell in Deutschland in Sachen Gesundheit passiert.

Der Hauptdarsteller meiner kleinen Geschichte ist Phil – den habe ich mir ausgedacht. Denn PHIL ist ein Akronym. Jeder Buchstabe seines Namens steht für eine Eigenschaft, die er besitzt.

Das **P** steht für Perfektionismus:
Phil hat sehr hohe Anforderungen und Erwartungen an sich selbst. Er will immer zweihundert Prozent geben.
Sie können sich vorstellen: Jemand, der sehr hohe Erwartungen an sich selbst hat und perfektionistisch ist, der hat Angst davor, Fehler zu machen – denn wenn immer alles richtig sein muss, dann darf verständlicherweise niemals etwas falsch sein.

Das **H** steht für Harmoniebedürftigkeit:
Phil möchte die Erwartungen der anderen möglichst immer restlos erfüllen, wenn nicht übersteigen.
Er möchte es allen anderen recht machen und am liebsten auf allen Hochzeiten gleichzeitig tanzen.
Sie ahnen es: Jemand, der sehr harmoniebedürftig ist, entwickelt durchaus so etwas wie eine Angst vor Kritik – denn er möchte ja den Erwartungen der anderen entsprechen und am besten niemanden jemals enttäuschen.

Das **I** steht für Intelligenz:
Ich denke, wir können an dieser Stelle festhalten: Wir haben in Deutschland sehr viele intelligente und intellektuelle Menschen – wir haben, weltweit verglichen, ein sehr gutes Bildungssystem.
Auch Phil ist ein intelligenter Mensch, der ein gutes Bildungssystem genießen durfte, er hat einen guten Lebenslauf, gute Qualifikationen und wahrscheinlich auch eine gute Position in einem guten Unternehmen.

Das **L** steht für Leistungsstärke:
Das bedeutet: Phil zieht sein Selbstwertgefühl aus seiner Leistung. Wenn er funktioniert, viel leistet und gute Ergebnisse erzielt, dann fühlt er sich wertvoll.
Wenn er aber nicht so gut funktioniert, einen Fehler macht oder mal krank und schwach ist, dann fühlt er sich schlimmstenfalls wertlos.
Sein Selbstwertgefühl ist nicht bedingungslos, sondern an seine Leistung gekoppelt. Möglicherweise ist dieser Zustand bei uns fast selbstverständlich geworden – dass wir uns nur dann wertvoll fühlen, wenn wir glauben, es verdient zu haben.

Ich gehe davon aus, dass sich die meisten Menschen sehr gerne mit diesen Attributen identifizieren. Wir sind gerne perfektionistisch und geben dies sogar gerne als eigene Schwäche zu. Wir sind auch gerne harmoniebedürftig, da wir schließlich soziale Wesen sind und Wertschätzung, Lob und Sympathie ernten wollen.

Wir bezeichnen uns auch gerne als intelligent – ich glaube, wir alle kennen keinen Menschen, der nicht von sich überzeugt ist, intelligent zu sein, oder? Der letzte Aspekt jedoch, das L, bedarf besonderer Aufmerksamkeit.
Der letzte Aspekt ist die Leistungsstärke. Ich denke, auch die Bedeutsamkeit dieses Attributs können die meisten Menschen sehr gut nachvollziehen: Wenn wir Gutes leisten und perfekt funktionieren, dann fühlen wir uns gut, fühlen uns wertvoll, ist alles in Ordnung. Wenn wir aber mal nicht so gut funktionieren, Fehler gemacht haben oder schwach sind, dann fühlen wir uns richtig elend. Dann können wir uns am Abend nicht einmal im Spiegel betrachten, dann verurteilen wir uns selbst: Nicht gut genug, nicht perfekt genug – dann erlauben wir uns nicht, zufrieden zu sein und hassen uns teilweise selbst.

Motiviert bis zum Umfallen

Nehmen wir also an, Phil ist in einem Unternehmen beschäftigt und hat eine sehr gute Position. Wahlweise ist dieselbe Geschichte übrigens auch im Kontext »Familie« anwendbar, denn auch in Familien gibt es diesen PHIL-Charakter. Nehmen wir also einmal an, in der Familie oder im Unternehmen gibt es eine Aufgabe zu verteilen. Alle anderen Beteiligten wissen sehr gut, wie Phil üblicherweise tickt und dass er normalerweise immer alles macht: Wer wird bei der Aufgabenverteilung wohl üblicherweise als Erstes gefragt?

Genau, logischerweise Phil, weil der macht es immer perfekt und sagt auch immer »Ja«. Phil ist also die erste Wahl. Und Phil freut sich auch darüber und nimmt die Aufgabe sehr gerne an, denn er ist ja harmoniebedürftig. Er freut sich darüber, es anderen Leuten recht zu machen – er könnte nämlich für die Bewältigung dieser Aufgabe ein Lob und ein Zeichen der Wertschätzung bekommen. Ein Lob zu bekommen, ist für einen harmoniebedürftigen Menschen etwas unglaublich Tolles – wie der Himmel auf Erden. Das ist wie früher, wenn Papa oder Mama gesagt haben: »Das hast du gut gemacht« – da wird einem ganz warm ums Herz!

Mit der Aussage »Ich mache das! Ich schaffe das!« kann er sein Selbstwertgefühl puschen: Schließlich definiert er sich über seine Leistungsfähigkeit und bezieht hierüber sein Selbstwertgefühl.

Da Phil perfektionistisch ist, steckt er zweihundert Prozent in diese ihm zugeteilte Aufgabe hinein. Am Ende liefert er, wie erwartet, wieder ein perfektes Ergebnis ab – und hört von allen Seiten: »Das hast du super gemacht.« Er wird zum Mitarbeiter des Monats gekürt, bekommt den besten Firmenwagen, kassiert Bonuszahlungen und wird von allen gefeiert. Bis hierhin klingt Phil wie ein Superheld – wie der immer abrufbare High-Performer oder auch wie der berühmte Everybody's Darling.

»Wow, was für ein Mensch«, sagen seine Kollegen, »bester Mitarbeiter!«

Und an dieser Stelle sind viele von uns sogar neidisch auf Phil, oder? Weil so wären wir doch auch gerne.

Okay, spielen wir das Spiel weiter und beobachten wir einmal, ab wann es möglicherweise kritisch wird. Nehmen wir mal an, es gibt nicht nur die eine Aufgabe zu verteilen – sondern es gibt von unterschiedlichen Personen viele weitere Aufgaben zu verteilen: Aufgabe 2, Aufgabe 3, Aufgabe 4, Aufgabe 5. Und da jeder der Aufgabengeber Phil und seinen guten Ruf kennt, wird auch hier immer er als Erstes gefragt.

Eigentlich ist diese Fülle an Aufgaben viel zu viel Arbeit für eine Person, doch das Problem ist: Aufgrund seiner Harmoniebedürftigkeit ist »Nein« zu sagen für Phil keine Option. Er möchte ja nicht kritisiert werden, möchte ja niemanden enttäuschen, möchte die Erwartungen an ihn erfüllen und am liebsten für seine Arbeit gelobt und wertgeschätzt werden: Also sagt er aus seiner Harmoniebedürftigkeit heraus zu allen Aufgaben »Ja«.
Zu sagen »Ich schaffe das nicht«, wäre für Phil außerdem ein Eingeständnis von Schwäche. Dadurch, dass er sein Selbstwertgefühl von seiner Leistungsstärke abhängig macht, würde es sein Selbstwertgefühl herunterdrücken,

müsste er eine Aufgabe ablehnen: Deswegen nimmt er auch aufgrund der Abhängigkeit von seiner Leistungsstärke alle Aufgaben an.

Da er außerdem so perfektionistisch ist und jede Aufgabe zu mindestens einhundert Prozent lösen möchte, steckt er nun unglaublich viel Energie in jede dieser Aufgaben hinein – da er fünf nicht gerade sein lassen kann. Das Einzige, was für Phil jetzt interessant ist, ist logischerweise Effizienz, Effizienz, Effizienz! Wir sind alle sehr stolz auf unsere Effizienz und auch Sie kennen vermutlich ihre eigene Effizienz-Affinität.

Das Problem ist: Wenn ein Mensch nur noch auf Effizienz aus ist, lässt sich das mit Gesundheit nicht vereinbaren.

Wer nur auf Effizienz aus ist, der wird so etwas sagen wie: »Schlafen kann ich, wenn ich tot bin – das ist ja Zeitverschwendung!« (Im Alter von achtzig Jahren werden Sie in etwa zweiundzwanzig Jahre mit Schlafen verbracht haben.) Auch Aussagen wie »Pausen brauche ich nicht zu machen« passen zu dieser Einstellung. Wussten Sie, dass circa sechs von zehn Mitarbeitern ihre Mittagspause nicht vollständig in Anspruch nehmen?

Menschen, die nur an ihre Effizienz denken, bevorzugen gerne auch so etwas wie Multitasking: Sie arbeiten beim Essen oder sprechen dabei über die Arbeit – so wird das Mittagessen plötzlich zum Meeting. Sie rauchen beim Autofahren oder telefonieren gleichzeitig noch – Autofahren erscheint ihnen generell effizienter als mit dem Fahrrad zur Arbeit zu fahren, Fahrstuhl zu fahren effizienter als die Treppen zu laufen. Ob Rolltreppe oder Fast Food – es ist sehr verlockend, immer wieder die zeitsparende Option zu bevorzugen. Sie kennen solche Aussagen wie: »Ich habe keine Zeit zum Kochen, ich habe keine Zeit für Bewegung, ich habe keine Zeit für Entspannung, ich habe keine Zeit für Schlaf.« Der Ausspruch »Ich habe keine Zeit« kann dabei ein Ausdruck von Leistungsstärke sein. Auch die Aussage »Ich bin gestresst« kann für manche Menschen ein Ausdruck von Leistungsstärke sein.

Stellen Sie sich einmal vor, eine Führungskraft würde sagen: »Ich bin relativ entspannt mit meinem Job« – da würde jeder andere doch sagen: »Warum verdient der dann so viel Geld? Es heißt doch Geld *verdienen*. Der muss doch bluten für sein Geld.« Denn das wäre doch ungerecht, wenn jemand, der mehr Geld verdient, weniger gestresst wäre, oder? Es heißt schließlich auch »No pain, no gain« oder »Work hard, play hard«.

Erst die Arbeit – dann das Vergnügen: Demnach kann es doch gar nicht sein, dass Vergnügen und Arbeit gleichzeitig stattfinden, oder etwa doch? Spüren Sie in sich hinein. Muss Arbeit immer anstrengend sein? »Eine gute Partnerschaft ist Arbeit« – auf diese Art nutzen wir den Begriff der Arbeit auch im Alltag. Doch heißt das automatisch, dass eine gute Partnerschaft auch anstrengend sein muss? Muss Arbeit immer anstrengende Arbeit sein?

Doch gerade im Kontext der Arbeit gehört keine Zeit zu haben zum guten Ton. Denn es signalisiert Leistung, Disziplin und Anstrengung.

Es gibt einen Grund, warum viele Mitarbeiter und gerne auch Führungskräfte tendenziell nie bei Veranstaltungen zum Thema Gesundheit anzutreffen sind. Denn um es mal auf gut Deutsch zu sagen: »Die haben für so einen Quatsch wie Gesundheit keine Zeit. Die haben Besseres zu tun – als sich von einem Körnerfresser sagen zu lassen, was sie zu tun und zu lassen haben. Das machen doch nur Schwächlinge und Dumme.« Und am besten steht im Seminar über gesunde Ernährung auch noch eine Frau Mitte dreißig, die Assoziationen aufwirft wie: »Eine Mischung aus meiner Frau und meiner Mutter, die mir jetzt schon wieder sagt, dass ich mal einen Apfel essen und weniger saufen soll.«

Sie merken: Phil ist von der Grundmentalität her so ein Mensch, der sagt: »Wer noch lacht, hat noch Kapazitäten.«

Dies ist jedoch durchaus auch eine Frage der gesamten Unternehmenskultur und wird gerne durch diese gefördert. Normalerweise sagen Leute zur Mittagszeit so etwas wie »Ich geh mal kurz/schnell eine Kleinigkeit essen.«

Wenn jemand sagen würde: »Ich geh mal ausgiebig mein Mittagessen genießen«, dann würde jeder andere sagen: »Sag mal, hast du keine Aufgabe, oder was?« – Je mehr Phils, desto spannender wird's.

Ja, Gesundheit wird in vielen Unternehmen eher geduldet, als dass sie um ihrer selbst willen wirklich erwünscht ist. Denn in erster Linie geht es eher darum, dass die Mitarbeiter möglichst schnell und perfekt ihre Arbeit erledigen und den Gesundheitsquatsch in ihr Privatleben verfrachten.

Entschuldigen Sie an dieser Stelle bitte diese klaren Worte, doch es ist wichtig, hier eine Sprache zu wählen, welche die Haltung der Menschen widerspiegelt, denen ich in meiner Arbeit begegne. Denn es geht an dieser Stelle um gerade diese Haltung, die hinter solchen Aussagen steckt. Wenn ich als Gesundheitsexperte zum Beispiel im Rahmen von betrieblichem Gesundheitsmanagement einen Vortrag zum Thema »Schlaf oder Ernährung« halte – passiert manchmal Folgendes:

Die Menschen, die an diesem Vortrag teilnehmen, werden nicht selten von ihren Kollegen dafür ausgelacht, dass sie dort hingehen – so nach dem Motto: »Macht ihr dort schon wieder Nickerchen oder schmiert euch Pausenbrote?« Obwohl es hierbei teilweise um ernst zu nehmende Schlafstörungen geht, werden teilnehmende Menschen von ihren Kollegen dafür belächelt.

Und spätestens dann, wenn Mitarbeiter von ihren Kollegen dafür belächelt werden, dass sie Hilfe in Anspruch nehmen – dann haben wir ein großes Problem! Denn dann wird die Entscheidung, nach Hilfe zu fragen, belächelt! Hilfe in Anspruch zu nehmen ist dann ein Zeichen von Schwäche.

Denn für einen Menschen wie Phil ist die Entscheidung, nach Hilfe zu fragen, ein Eingeständnis von Schwäche und damit keine Option. Phil fällt es schwer, nach Hilfe zu fragen, oder auch Hilfe anzunehmen – unabhängig davon, ob er sie braucht. Es fällt ihm schwer, da er glaubt, es sei schwach, Hilfe anzunehmen. Einen Fehler zugeben? Schwäche eingestehen? No way!

Phil beißt sich also durch. Er zeigt Stärke und hat durch seine narzisstischen Tendenzen in unserer Gesellschaft sogar eine recht große Chance, eines Tages eine Führungskraft zu sein. Er funktioniert wie eine Maschine, er macht, er macht, er macht. Er wird also tendenziell auch unbezahlte Überstunden machen.

Wir verschenken in Deutschland im Durchschnitt jedes Jahr circa eine Milliarde unbezahlte Überstunden. Phil wird jemand sein, der tendenziell trotz Erkrankung/krank zur Arbeit geht. Ein typisch deutscher Satz an dieser Stelle:

»Ich darf nicht krank werden, ich muss ja arbeiten.«

Er wird jemand sein, der tendenziell keine Zeit hat für sich und seine Bedürfnisse und den Workaholic-Lifestyle lebt. Er wird am Wochenende arbeiten, für seine Familie, Partner, Freunde und Kinder wahrscheinlich ebenfalls wenig Zeit und Aufmerksamkeit haben und er wird auch nach Feierabend erreichbar sein. Wussten Sie, dass neun von zehn Mitarbeitern auch außerhalb ihrer Arbeitszeiten erreichbar sind?

Der Körper gibt Feedback

Wer so arbeitet wie Phil, sich keine Zeit für sich selbst nimmt, wenig schläft, Überstunden macht, trotz Krankheit zur Arbeit geht – bei dem meldet sich früher oder später der Körper. Vergleichbar mit einem Thermometer – einem Indikator für Überlastung. Nehmen wir an, sein Körper fängt ganz langsam an, sich zu melden. Es fängt harmlos an, mit so etwas wie Augenzucken, Verspannungen, Kopfschmerzen und geht dann weiter mit wahlweise Ohrensausen, Zähneknirschen, unspezifischen Unverträglichkeiten, Sodbrennen, Magenbeschwerden, Atembeschwerden, Hautirritationen, Schlafstörungen oder sonstigen Beschwerden wie zum Beispiel unspezifischen Rückenbeschwerden.

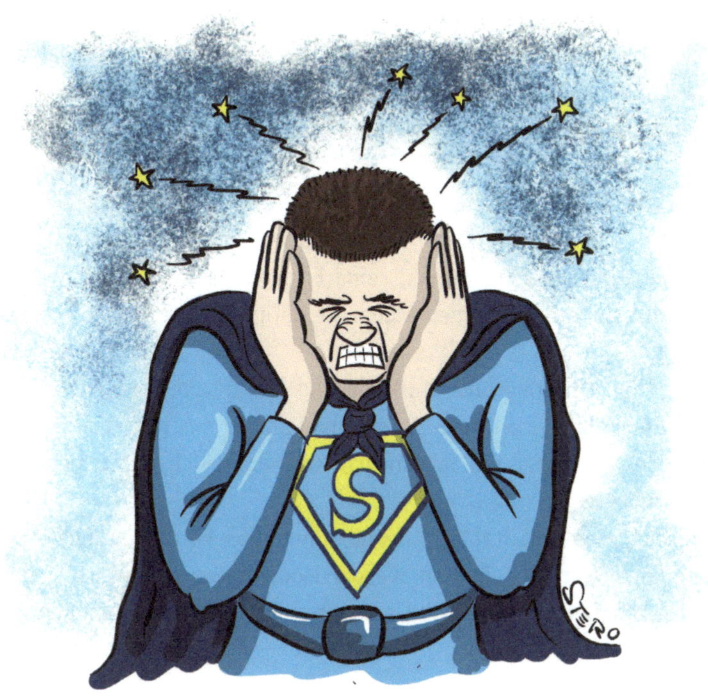

Wussten Sie, dass circa achtzig Prozent aller Rückenbeschwerden sich nicht eindeutig auf Bewegungsmangel oder körperliche Ursachen zurückführen lassen? Es ist jedoch naheliegend, dass eine chronisch erhöhte Muskelspannung auch im Rückenbereich langfristig Schmerzen verursacht.
Der Körper fängt an, auf eine chronische Überbelastung zu reagieren.

Wenn Phil jetzt zum Beispiel mit den weitverbreiteten Schlafstörungen zum Arzt geht und dieser nach einem ausführlichen körperlichen Check-up sagt: »Es könnte auch stressbedingt sein« – dann möchte Phil das nicht hören, denn das wäre schließlich ein Eingeständnis von Schwäche. Davon will Phil nichts wissen.

Ich glaube, jeder von Ihnen kennt einen Menschen, der schon seit Jahren mit irgendwelchen unspezifischen Beschwerden von Arzt zu Arzt rennt und keiner findet etwas – aber bloß nicht die Psyche in Betracht ziehen.

Demnach wird Phil lieber eine Schmerztablette oder ein Schlafmittel nehmen, als sich die tatsächliche Ursache seiner Beschwerden anzuschauen. Denn in seinem Fall wären ja seine Stärke, seine Effizienz, sein Perfektionismus die Ursachen für seine Beschwerden – über sie definiert er sich aber.

Er ist der High-Performer, der stark, gesund und diszipliniert ist – und alle anderen, die nicht so stark sind, die sind faul und dumm. Noch mal: Schwäche ist für diesen Menschen ein Tabuthema, welches er sich selbst niemals eingestehen möchte.
Also: Einfach eine Schlaftablette nehmen und dann ist wieder alles okay. Symptombehandlung ist ihm in diesem Moment logischerweise lieber als echte Ursachenbetrachtung, denn sei was wolle: Er muss ja morgen wieder arbeiten.

Irgendwann kommt der Punkt, an dem die Beschwerden immer größer werden und der Arzt bei einem weiteren Besuch sagt: »Ihre Beschwerden sind höchstwahrscheinlich stressbedingt, Sie machen jetzt mal drei Wochen lang Pause, ich schreibe Sie krank – kümmern Sie sich um sich selbst und nach drei Wochen schauen wir mal weiter.«

Was glauben Sie: Wie geht es einem Menschen wie Phil, wenn er nicht arbeiten darf?
Das ist die Hölle! Denn in der Ruhe wird es erst so richtig unruhig. In der Ruhe merkt Phil erst, wie es ihm wirklich geht. Nichts zu tun ist für ihn Stress pur. Und zudem definiert er sich über seine Leistung und leistet nichts mehr. Die Ruhe ist für ihn also ein Stressfaktor. Wenn Ruhe für Phil ein Stressfaktor ist und sein Körper auf übermäßigen Stress mit Krankheitssymptomen reagiert, dann ist Phil der Klassiker für folgende Situation: Er wird im Urlaub krank!

Denn in der Ruhe fährt sein Körper erst richtig hoch und die Beschwerden werden nicht besser – nehmen teilweise sogar zu. Nach drei Wochen Zwangsurlaub geht es ihm demnach nicht besser als vorher. Das, was dann kommt, können Sie aktuell in vielen Bereichen unserer Gesellschaft beobachten.

Wir haben einen Menschen, der sich zu zweihundert Prozent nur über seine Leistung definiert – und der dann nicht mehr leisten kann, denn der Körper sagt STOPP.
Und dann kommt logischerweise eine Identitätskrise, das Gefühl von Wertlosigkeit, eventuell Suizidgedanken – und das nennen wir im Volksmund dann klassischerweise Burn-out oder auch Erschöpfungsdepressionen.

Ein Mensch, der abhängig ist von seiner Arbeit und seiner Leistungsfähigkeit und von seinem eigenen Körper einen Strich durch die Rechnung bekommt, fällt in ein tiefes Loch.
Er hat alles auf eine Karte gesetzt und dann diese Karte verloren. Sie kennen Aussagen wie »Setz alles auf eine Karte«, »Gib niemals auf« oder »Es gibt keinen Plan B« – typische Motivationssprüche von anderen Workaholics, welche scheinbar motivierend wirken sollen, jedoch Menschen dahin treiben, ihre Bedürfnisse und Grenzen mehr und mehr zu verleugnen. Denn wenn Ihre komplette Identität nur auf einer Säule steht und Sie nicht mehrere verschiedene Säulen im Leben haben, welche Sie tragen, dann dürfen Sie sich ausmalen, wie tief Sie fallen werden, wenn diese eine Säule plötzlich wegbricht. Und diese Säule heißt bei vielen Menschen: Leistung und Arbeit.

Das, was Menschen in solch einer Krise in Wochen, Monaten oder sogar Jahren wieder lernen dürfen, ist, sich wieder über andere Sachen zu identifizieren und eben nicht nur über ihre Leistung. Deswegen gibt es insbesondere im Bereich der Psychotherapie solche Angebote wie Gestaltungs- und Musiktherapien: Durch sie werden Natur und Tiere wieder wichtig, die Familie wird wieder wichtig, ebenso Freunde, Reisen, mal ein Buch zu lesen, Gitarre zu spielen oder einfach mal Motorrad zu fahren. Erlebnisorientierte Dinge, bei denen sie sich lebendig fühlen, bei denen es nicht darum geht, ein Ergebnis zu erzielen, sich zu regulieren oder etwas zu erreichen. Etwas, was einfach Spaß macht, Freude bringt und entspannt.

All die Sachen, für die sich jemand wie Phil keine Zeit mehr genommen hatte, weil er ja arbeiten musste – all dies sind Dinge, die dann wieder wichtig und lebenswert werden dürfen.

Ich hoffe, bis hierhin konnten Sie mir gut folgen: Ich denke nämlich, dass die Grundhaltung von Phil in Deutschland absoluter Normalzustand ist. Wir haben in Deutschland eine Arbeitsmoral, die sehr stark ausgeprägt ist. Wir sind stolz auf unsere Disziplin, auf unsere Leistung und Effizienz.

In Japan ist der Disziplin-Gedanke sogar noch etwas ausgeprägter als hier in Deutschland – dort haben wir jedoch auch eine der höchsten Suizidraten auf der Welt. Der Selbstmord ist in Japan aktuell die Haupttodesursache bei Kindern. Haben Sie den Begriff »Karōshi« (過労死) schon mal gehört?

Das ist japanisch und bedeutet: Tod durch Überarbeitung.

Im Japan gibt es inzwischen vierzig Spezialkliniken, die sich darauf spezialisiert haben. Die Betroffenen sind Menschen, die einfach umkippen, mit Herzinfarkt oder Schlaganfall – ganz ohne körperliche Grundvoraussetzungen dafür gehabt zu haben.

Das ist in etwa so wie das Broken-Heart-Syndrom – denn es gibt auch Menschen, die an gebrochenem Herzen sterben können.

Ja, Stress kann tödlich sein.

Möglicherweise reden wir hier also über so eine Art Superhelden-Dilemma.

Wenn Sie aktuell einen Blick in die Kinos werfen, werden Sie feststellen, dass Superheldenfilme aktuell sämtliche Milliardenrekorde knacken. Und wir lieben den Gedanken, selbst ein Superheld zu sein, sehr. Wir hätten sehr gerne Superkräfte und wir wären gerne ganz außergewöhnlich und wichtig. Das Problem ist jedoch, wenn Menschen von sich selbst erwarten, wie Superhelden zu funktionieren, dann fangen sie häufig an, ihre eigenen Körpersignale und Grenzen zu ignorieren.

Wenn man jemanden, der kurz davor ist, mit einer Überlastung zusammenzuklappen, fragt: »Wie geht es dir?«, dann antworten die meisten mit: »Es geht mir gut. Läuft alles, passt. Ich habe keine Beschwerden.« Erst, wenn man jemanden in Anschluss an so eine Krise fragt: Hat dein Körper dir möglicherweise vorher schon offensichtliche Warnsignale geschenkt?

Erst dann können sie die Signale, Probleme und Beschwerden listenweise aufzählen. Vorher war es ihnen nicht möglich, sich die Beschwerden einzugestehen, beziehungsweise haben sie den Zusammenhang von Überlastung und Körpersymptom gar nicht erkennen wollen – haben also trotzdem immer weitergemacht oder Tabletten geschluckt, um einfach zu funktionieren. Wenn sich Menschen so stark über ihre Arbeit definieren, es übertreiben, ihre Gesundheit vernachlässigen, in die Krise hineinfallen, weil der Körper rebelliert, da sie die Symptome nicht hören wollten, dann ist das Burn-out eine logische Konsequenz und seitens des Körpers sogar sehr sinnvoll: Denn wie soll sich der Körper sonst bei ihnen bemerkbar machen, wenn sie alles andere ignorieren?

Sie können sich vorstellen: Wenn ein Mensch wie Phil abends im Bett liegt und nicht einschlafen kann, da seine Gedanken kreisen, und grübelt – dann bekommt er Panik. Denn er muss ja morgen wieder funktionieren und arbeiten.

Am liebsten wünscht er sich demnach eine Sleep-Taste, die er drücken kann, sodass er sofort einschläft. Diese Sleep-Taste existiert auch und nennt sich Schlafmittel. Und auch die Schlafmittelabhängigkeit ist auf dem steigenden

Ast. Werfen wir an dieser Stelle einmal einen Blick in die Vereinigten Staaten. In den USA sind Schlafmittelmissbrauch, Schmerzmittelmissbrauch bei chronischen Beschwerden und leistungssteigernde Drogen wie Ritalin, Kokain oder auch Microdosing ein immer größer werdendes Thema. Microdosing bedeutet, zum Beispiel LSD in zehnfach verdünnter Form zu konsumieren, um sich bei der Arbeit besser konzentrieren zu können – so zum Beispiel unter anderem im Silicon Valley.

Dieses Konsumverhalten in den USA ist inzwischen so ausgeprägt, dass dort erstmalig seit Jahrhunderten die Lebenserwartung nicht weiter ansteigt, sondern wieder rückläufig ist. Menschen in den USA werden im Durchschnitt nicht mehr älter. Und bei uns zeichnet sich aktuell eine ähnliche Entwicklung ab – dass unsere Alterserwartung stagnieren könnte. Denn auch bei diesem Thema werden wir wohl, wie gefühlt bei allem, vier Jahre hinter den USA herhinken.

Menschen treiben mit ihrem Körper vermehrt Raubbau und funktionieren bis zum Umfallen – und scheinbar gibt es sehr viele Menschen, die bereit sind, für ihren Job zu sterben. Hinterfragen Sie den Stellenwert von Gesundheit, sobald es eine Wunderpille gibt, die maximale Leistungsfähigkeit verspricht. Dann werden nämlich Gesundheit und Vernunft eher uninteressant.

Es ist demnach sehr wichtig, Leistung und Gesundheit nicht in einen Topf zu werfen. Denn es ist heutzutage sehr leicht, die Leistungsfähigkeit auf Kosten der Gesundheit zu fördern.
Wie vorhin schon mal erwähnt, finden wir Phil nicht ausschließlich in Unternehmen, sondern ebenfalls in Familien.
In Familien haben wir häufig die Kombination: »Ich muss mich um die Kinder kümmern. Ich muss meine Eltern pflegen. Ich muss auch noch arbeiten gehen. Dementsprechend habe ich wirklich keine Zeit für mich, denn ich muss das ja machen, ich habe gar keine Wahl.« – Das denken diese Menschen wirklich.

Es gibt zwei Dinge, die so ein Mensch lernen darf, wenn er sich auf diese Weise aufopfert und mit Anlauf gegen die Wand fährt.

Erstens: Wir haben Menschen, die zu zweihundert Prozent nur für andere Menschen leben und irgendwann zusammenklappen. Von zweihundert auf null Prozent runterzufallen tut richtig weh – denn dann sind sie für niemanden mehr da.

Sie kennen die Aussage: »Ganz oder gar nicht«?
Genau das passiert dann, nämlich von ganz auf gar nicht – und das nur, weil achtzig statt der zweihundert Prozent keine Option waren.

Das Zweite, was so ein Mensch lernen darf, wenn er zusammenklappt und nicht mehr funktioniert, ist: Die Kinder werden weiter versorgt, die Eltern werden weiter gepflegt und glauben Sie mir – Ihren Job macht halt auch irgendjemand.

Ihre Leistung ist nicht so wichtig, wie Sie glauben!
Sie als Mensch sind wichtiger als Ihre Leistung.
Dieser Satz tut insbesondere dann sehr weh, wenn ich mich nur über meine Leistung definiere.

Das Schöne ist, dass viele Unternehmen diese Zusammenhänge inzwischen auch verstanden haben. Denn Menschen, die auch mal Grenzen setzen, Nein sagen können, klares Feedback geben, ihre Körpersignale ernst nehmen, ihre Bedürfnisse ernst nehmen und ihre Zufriedenheit fördern – sind gesünder.

Ja, so einfach kann es sein: Zufriedene Mitarbeiter sind gesündere Mitarbeiter, haben weniger Krankentage und sind zudem auch noch leistungsfähiger.

Der teuerste Mitarbeiter von allen ist: Phil.

Er klingt zwar am Anfang sehr erstrebenswert und toll, da er ja alles macht. Doch er ist auch derjenige, der sich aufopfert, über Wochen und Monate krank zur Arbeit geht und dann vor die Wand fährt und für Monate oder Jahre ausfällt.

Hier existiert einer der größten Denkfehler: Ich kann versuchen, den größten Fokus auf die Leistung zu setzen – also alles tun, damit die Leistungsfähigkeit und die Produktivität steigen.

Es gibt jedoch den Moment, ab dem Leistungsfähigkeit auf Kosten der Gesundheit gefördert wird. Und ab dem Moment, wo die Gesundheit und das Wohlbefinden zurückgehen, wundern sich dann immer alle, dass die Leistungsfähigkeit ebenfalls zu wünschen übrig lässt, obwohl man doch alles dafür getan hat, dass die Leistung ansteigt. Das, was in dieser Sichtweise (zum Beispiel in Unternehmen) jedoch immer mitschwingt, ist Folgendes:

»Hauptsache, die Mitarbeiter machen ihre Scheißarbeit. Wie es den Mitarbeitern damit geht, ist nicht unser Problem und liegt nicht in unserer Verantwortung.«

Der Mensch wird dann zu einer Nummer, bei der nur noch die Leistung, also Zahlen, Daten, Fakten zählen und der Mensch sich weder gesehen noch wertgeschätzt fühlt und im Idealfall kündigt.

Die alternative Perspektive ist folgende: Anstatt die Leistung als höchstes Maß zu nehmen, wird der Fokus auf die Mitarbeiterzufriedenheit gesetzt.

In erster Linie geht es darum, dass sich die Mitarbeiter wohlfühlen. Der Denkfehler, der an dieser Stelle herrscht, ist: »Wenn es den Mitarbeitern zu gut geht, dann arbeitet ja keiner mehr« – und genau das ist eine irrationale Angst, die Bullshit ist. Das Schöne daran ist nämlich, dass die Leistungsfähigkeit automatisch ansteigt, wenn die Mitarbeiterzufriedenheit gefördert wird.

Hier liegt der Hase im Pfeffer und damit entsteht genau hier der verheerende Denkfehler. Diesem liegt nämlich ein Glaubenssatz beziehungsweise eine Haltung zugrunde, die ebenfalls falsch ist – und die sich in den Sätzen ausdrückt: »Erst die Arbeit, dann das Vergnügen«, »Arbeit muss wehtun«, »Arbeit macht keinen Spaß« oder auch »Zufriedenheit schön und gut – aber irgendwer muss die Arbeit ja machen«. Wer das glaubt, der glaubt auch nicht, dass zufriedene Mitarbeiter besser arbeiten als Menschen, die unter Druck gesetzt werden. Möglicherweise ist Gesundheit und auch betriebliches Gesundheitsmanagement häufig eher eine Frage der Unternehmenskultur.

Daher liebe ich auch folgenden Satz, der von einigen meiner Kollegen im betrieblichen Gesundheitsmanagement gerne ausgesprochen wird:

»Jedes Unternehmen hat den Krankenstand, den es verdient.«

Der Schweinehund ist tot

Der innere Schweinehund ist eine Kreation der Leistungsgesellschaft und als Konstrukt so nicht haltbar. Der Schweinehund ist eine Entfremdung der eigenen Schwäche.

Jeder Mensch hat Anteile, die er als solches nicht annehmen möchte. Insbesondere die menschlichen Anteile, die nicht als gesellschaftskonform in das bestehende Wertesystem hineinpassen, versuchen wir zu verdrängen. Allein die Tatsache, dass der Mensch emotional gesteuert ist und kaum wirklich rationale Entscheidungen trifft, ist eine Aussage, bei der sich manch einer schon provoziert und angegriffen fühlt.

Schon die Sprache zeigt offensichtlich: Wer nichts leistet, ist nichts wert und damit der Schmarotzer-Abschaum der Gesellschaft. Darum gehen wir krank zur Arbeit, ignorieren unsere Körpersignale und optimieren uns stetig selbst.

Die Personifizierung der eigenen Schwäche kommt uns sehr gelegen, wenn wir sie nicht als Teil unserer selbst akzeptieren können. Es grenzt an Schizophrenie, eigene Persönlichkeitsmerkmale abzuspalten und sich dank der Distanzierung über den Schweinehund zu beruhigen. So wird der Leistungssaboteur zu einer Idee, die jeder kennt und wie eine Art Teufel verantwortlich für all das Böse und Schwache auf dieser Welt ist. Der Kontrollverlust betrifft somit nicht mehr einen selbst, sondern ist fremdbestimmt.

Als Konsequenz des Schweinehundes wird häufig das Unvernünftige betitelt: Essen, Zocken, Schlafen, Fernsehen, Biertrinken, Chillen und Nichtstun. Ist das etwa nicht schön? Darf das etwa keinen Spaß machen, oder bekommen wir unmittelbar ein schlechtes Gewissen, da wir glauben, die Zeit sinnvoller und effizienter nutzen zu müssen? Manch einer plant sogar seine Freizeit und seinen Urlaub minutenweise, um bloß nicht ineffizient zu sein.

Und wie sieht es eigentlich andersherum aus: Was ist mit der Unvernunft, viel zu viel zu machen, was dann jedoch gesellschaftlich hoch anerkannt ist und gut ins Leistungsprinzip hineinpasst? Was ist mit denen, die keine Pausen machen, durcharbeiten, trotz Erkältung Sport machen, sich runterhungern, kaum schlafen und sich nicht erlauben, zur Ruhe zu kommen? Kaum jemand würde auf die Idee kommen, dass bei einem Workaholic oder Sportsüchtigen der Schweinehund seine Klauen mit im Spiel hat. Gibt es denn stattdessen auch eine Power-Raubkatzensau?

Nein, denn schließlich sind wir stolz darauf, ein High-Performer zu sein. Das sind Idealvorstellungen von uns selbst, von denen sich kaum jemand distanzieren möchte.

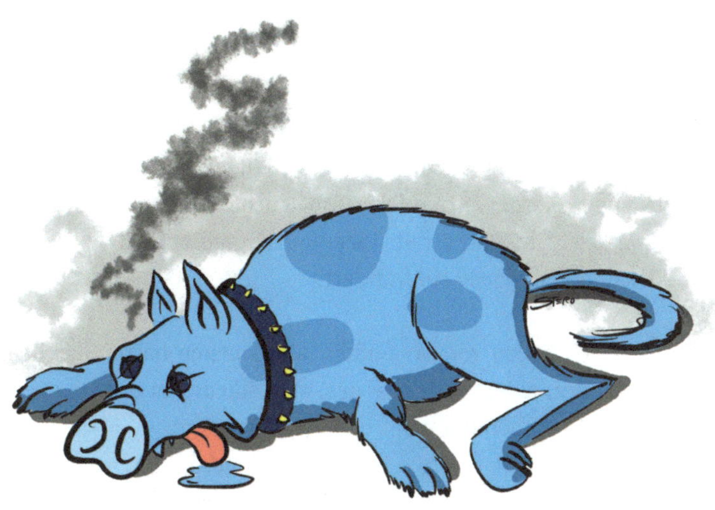

Social Media – mehr Schein als Sein

Im Zeitalter der Digitalisierung leisten die sozialen Medien diesbezüglich natürlich einen beachtlichen Beitrag – insbesondere, wenn es um Perfektionismus und Zugehörigkeit geht. Es wird vor allem diskutiert, ob die exzessive Nutzung sozialer Netzwerke Depressionen hervorruft. Auffällig ist, dass unter Jugendlichen, die ein problematisches Nutzungsverhalten entwickelt haben, Depressionen deutlich weiter verbreitet sind.

In einer britischen Studie kamen Forscher zu dem Ergebnis, dass soziale Medien sehr negative Folgen auf unsere Psyche haben können. Vor allem die dort präsentierte Scheinwelt und die Affinität zu den Extremen ist ein großes Problem. Normalität hat in den sozialen Medien keinen Sensationswert und menschliche Fehlbarkeit und Schwäche hat online vergleichsweise wenig Platz. Durch das Betrachten von perfekten und bearbeiteten Fotos vergleichen sich Menschen unbewusst mit dem, was sie dort sehen. Schon Kinder und Jugendliche entwickeln das Gefühl, sie seien nicht gut genug und müssten besser sein, besser aussehen und disziplinierter sein.

Insbesondere im Bereich Gesundheit gibt es auf Instagram, Facebook und YouTube den Bereich des Healthy Lifestyle.

Tatsächlich sieht man dort dann jedoch fast ausschließlich Bilder von Essen, brisante Diskussionen über außergewöhnliche Ernährungsformen und schlanke, durchtrainierte Körper mit perfekt ausgeleuchteter Muskulatur und reiner Haut. Wir werden jede Woche mit über fünftausend perfekten Körpern auf Bildern, Plakaten und Videos konfrontiert.

Dank Social Media haben wir das Gefühl, alle anderen hätten durchgehend ein perfektes Leben, alle sehen super aus, sind ständig im Urlaub, sind kerngesund, haben eine superreine Haut und niemand weint.

Wir denken: So ist also die reale Welt? Und wir haben das seltsame Gefühl: Mist, ich hab es mal wieder nicht geschafft. Mein Leben ist scheiße. So wie ich bin, bin ich nicht genug. Und das hat Auswirkungen.

Wussten Sie zum Beispiel, dass Suizidgedanken im Jugendalter heutzutage komplett normal geworden sind? Es ist normal geworden, sich als nicht genug zu empfinden.

Das wirklich Traurige daran ist jedoch, dass den Jugendlichen keiner sagt, dass es normal geworden ist, da man glaubt, über Selbstmordgedanken (oder Schwächen generell) nicht sprechen zu dürfen. Doch wenn die meisten Jugendlichen Selbstmordgedanken haben, jedoch glauben, dass sie damit die Einzigen sind, da keiner drüber spricht und es ja allen anderen offensichtlich (Instagram zeigt es) immer supergut geht – dann fühlen sie sich mit ihrem Thema isoliert und alleine.

Und Isolation macht krank. In dem Moment, in dem man den Jugendlichen sagt, dass es durchaus normal ist, im Jugendalter selbsthassende Gedanken zu haben und dass es zum Beispiel mir viele Jahre nicht anders ging, hat dies erstaunlicherweise eine sehr beruhigende Wirkung. Denn das Wissen, dass es allen anderen genauso geht, ist gut – denn man ist nicht alleine. Demnach macht es sehr viel Sinn, auch mal offen über Schwächen und Tabuthemen zu sprechen, die offensichtlich überall präsent sind.

Wussten Sie, dass die Suizidrate bei Homosexuellen siebzehn Prozent höher liegt als bei Heterosexuellen? Lasst uns deshalb übers Ritzen sprechen, über Bulimie, über Suizidgedanken, über Selbsthass und über Depressionen. So zu tun, als wenn diese Dinge nicht existieren würden – das ist heute nicht mehr zeitgemäß. Insbesondere im Zeitalter der Digitalisierung.

Die sozialen Medien suggerieren eine perfekte Welt. Doch was wir meist nicht hinterfragen ist, dass sämtliche Menschen auf Plakaten, in Filmen und auf Bühnen auf Optik gecastet werden. Diese Welt hat mit Realität und vor allem mit Normalität nichts mehr zu tun. Es entstehen neue Krankheitsbilder mit extremem Schwarz-Weiß-Denken und autoaggressivem Verhalten bis hin zum krankhaften Gesundheitswahn. Vor allem chronischer Stress, psychosomatische Beschwerden, Essstörungen und Depressionen gehen häufig mit Perfektionismus und der Angst einher, nicht genug zu sein. Denn Bauch-Beine-Po hat nichts mit Gesundheit zu tun.

Insbesondere die Themenbereiche der Ernährungs- und Gesundheitsbranche werden durch die Nachfrage in den sozialen Medien bestimmt. Wenn ich als Ernährungs- und Gesundheitsfachkraft in den sozialen Medien heutzutage eine vernünftige, normale Empfehlung poste, klickt da keiner drauf. Das interessiert keine Sau – denn es ist langweilig. In den sozialen Medien bekommen die Dinge nur dann viel Aufmerksamkeit, wenn sie einen Sensationswert haben. Im Bereich der Gesundheit zeichnet sich also mehr und mehr ab, dass es nicht die vernünftigen Dinge sind, die sich durchsetzen, sondern die Extreme. Die Superhelden, die Weltrekorde. Menschen wollen wissen, was der vegane Bodybuilder zu erzählen hat oder die Rohköstlerin, die gerade intermittierendes Fasten macht.

Schauen Sie sich einmal die Beiträge auf YouTube an, die über eine Millionen Klicks haben. Die Extreme bekommen Aufmerksamkeit und die sozialen Medien fördern die Wahrnehmung der Extreme – sie sind darauf aus, dass die Dinge, die einen Sensationswert haben, die volle Aufmerksamkeit bekommen.

Und trotzdem liegt die Verantwortung bei uns, denn jetzt zu sagen – was sehr verlockend ist – dass die Medien schuld wären, ist Quatsch hoch zehn. Denn wir sind diejenigen, die sensationsgeil sind. Wir lieben das Außergewöhnliche und langweilen uns vor der Normalität. Auch wir sind diejenigen, die Naturkatastrophen irgendwie geil finden und auf der Autobahn Fotos von Unfallorten machen. Wir lassen uns dazu hinreißen, Dinge zu tun und zu glauben, ohne diese zu hinterfragen.

In den sozialen Medien finden wir Rezepte und Anleitungen für über zweihundert Diäten, die man machen kann. Diäten bekommen viel Aufmerksamkeit – denn auch wenn es um Diätversprechen geht, lieben wir die Extreme. Genau das ist es, was uns triggert und für uns attraktiv und sexy klingt: Aussagen wie »Sixpack in sechs Minuten«, »Zwanzig Kilo abnehmen in einundzwanzig Tagen«, »Fünf Pfund abnehmen in einer Woche, nur mit Gemüse und Hackfleisch«. Wir lieben es – obwohl wir eigentlich wissen, dass es Quatsch ist.
Selbst Redaktionen von Magazinen und Zeitschriften haben häufig gar keinen Bock mehr auf diese stumpfen Diätversprechen auf ihren Titelseiten. Sie wissen aber auch, wenn sie so etwas nicht auf die Titelseite schreiben, dann kauft die Zeitschrift vielleicht keiner mehr. Denn wir sind diejenigen, die die Nachfrage bestimmen und das Angebot demnach gestalten.

Im Bereich der Körperbilder gibt es diese riesige Diskussion rund um das Thema *Germany's next Topmodel* und darüber, wie schlecht der Einfluss dieser Sendung auf das Körperbild junger Mädchen ist. Was dahintersteckt ist jedoch ebenso zu betrachten. Denn wenn man zum Beispiel eine Sendung wie *Germany's next Topmodel* mit durch und durch normalen Frauen drehen würde, die sich nicht die ganze Zeit gegenseitig anzicken und nicht die ganze Zeit rumheulen würden ... Dann würde das keiner mehr gucken. Das wäre dann laaaaaangweilig.

Die Medien sind nicht schuld, denn die Medien bedienen nur das, was die Leute sehen wollen. Auch hier gilt: Angebot und Nachfrage.

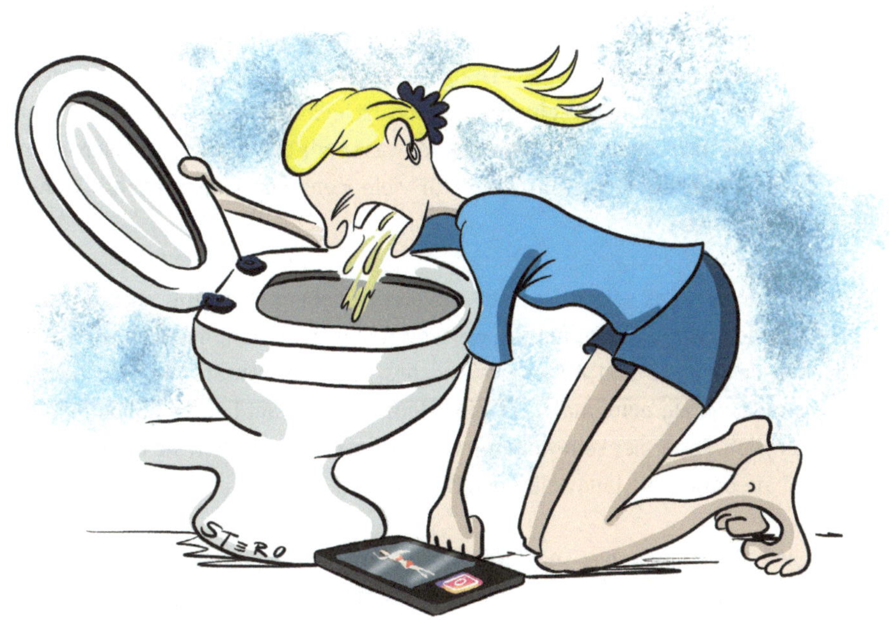

Exkurs: Warum die meisten Menschen nie mehr als ein durchschnittliches Leben führen werden

Nun ja, sollten Sie das Prinzip hinter Grundlagen-Statistik verstanden haben, ist Ihnen klar, dass die meisten Menschen nicht überdurchschnittlich sein können. Das Wort »Durchschnitt« kennzeichnet allgemein eine mittlere Qualität oder Quantität. Allein dieser Begriff beinhaltet, dass es keine Mehrheit geben kann, die diesen Mittelwert übertrifft. Auch Sie sind wahrscheinlich Durchschnitt. Sie sind in den meisten Fällen normal. Für die meisten von Ihnen wird das Attribut »normal« oder »Durchschnitt« also passender sein. Entgegen der Meinung der meisten ist es jedoch möglicherweise gar nicht so schlimm, normal zu sein. Erstaunlich ist vielmehr, dass Normalität sehr häufig als nicht genug empfunden wird, was somit den Großteil der Menschen abwertet. Abnormal zu sein klingt für viele Menschen jedoch ebenso wenig wünschenswert.

Das Prinzip »Was selten ist, ist wertvoll« beziehen wir häufig auch auf uns Menschen. Wir glauben, um uns wertvoll fühlen zu dürfen, müssten wir etwas ganz Besonderes und Außergewöhnliches sein. Normalität wird also häufig als nicht genug empfunden. Es gibt Menschen, die am liebsten Superhelden oder High-Performer sein wollen – wie viele Menschen wollen sie extrem sein, weil sie normal als langweilig empfinden.

Wollen Sie etwa normal sein? Nehmen wir an, dass es in unserer Gesellschaft verschiedene Bereiche gibt, in denen wir uns vereinfacht einordnen könnten. An der Stelle, an der sich die meisten Menschen wiederfinden, ist es normal, also Durchschnitt. Je weiter wir an den Rand kommen, desto weiter kommen wir in den Bereich der Extreme, die, je weiter wir zur Seite gehen, immer seltener werden.

Wenn wir den Bereich der Extreme, von Normalität hin zur Anormalität, immer weiter betrachten, dann sprechen wir ab einem gewissen Punkt über Störungen und Erkrankungen. Denn die Extreme finden wir streng genommen

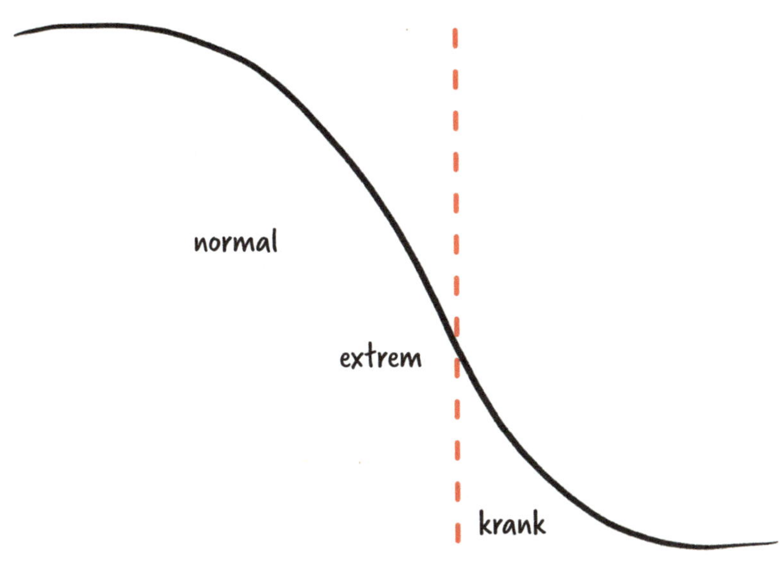

in den Kliniken – dort, wo Menschen Persönlichkeitsstörungen, Angststörungen, Süchte, Essstörungen, Sportsucht und psychosomatische Beschwerden haben.

Die Grenze zwischen extrem und gestört existiert nur aus einem einzigen Grund: Damit die Krankenkasse weiß, ab wann sie bezahlen darf.

Es gibt in jedem Feld spezifische Kriterien, welche aufschlüsseln, ob es ein Extrem, aber noch nah genug an der Normalität ist und ab wann es sich um eine offizielle Diagnose handelt, die zum Beispiel stationär behandelt werden darf.

Das bedeutet auch, dass die Dunkelziffer der Menschen, die psychische Störungen haben, bei den Extremen am höchsten ist. Zumal die Wahrscheinlichkeit, dass Menschen, die außergewöhnlich stark sein wollen, rechtzeitig um Hilfe bitten (siehe Phil), sehr gering ist.

Essstörungen dauern zum Beispiel oft bis zu zehn Jahre lang an, bis Betroffene an den Punkt kommen, wo der Leidensdruck so groß ist, dass sie sich die Problematik eingestehen können. Nach Hilfe zu fragen oder sich einzugestehen, dass etwas nicht gesund verläuft, ist hierbei die größte Hürde.

Wenn Phil sich eingestehen würde, dass es nicht gesund ist, was er macht, wäre es für ihn ein Eingeständnis von Schwäche. Er hält also so lange durch, bis er umkippt. Und es gibt Menschen, die brauchen erst einmal einen Herzinfarkt oder zwei oder drei, um zu verstehen, dass sie Hilfe brauchen.

Besonders dann, wenn wir die Hilfe am meisten brauchen, fällt es uns am schwersten, danach zu fragen. Denn dann, wenn wir nicht mehr funktionieren und mit unserer Schwäche konfrontiert werden, fühlen wir uns so wertlos, dass wir nicht einmal glauben, Hilfe bekommen zu dürfen. Essgestörte, die in die Klinik kommen, weil ihr Zustand lebensbedrohlich ist, sind teilweise immer noch der Meinung, sie nehmen einem anderen den Platz weg, der es wirklich verdient hat dort zu sein und glauben manchmal sogar, diese Hilfe nicht in Anspruch nehmen zu dürfen.

Hier haben wir diese extremen Grenzgänger, die sich durchbeißen, weitermachen, die sich nicht eingestehen, dass da gerade etwas nicht wirklich gut läuft, weil sie sich über diese Extreme definieren und genau dies ihre Identität ist.

Im Extrembereich haben wir viele Menschen, die noch nicht in einer Klinik sind, weil sie noch funktionieren. Erst wenn diese Menschen schon fast tot und am Ende sind, zwingt sie ihr Körper zur Ruhe. Die Muster, die man bei Störungen wie Perfektionismus hat, das Gefühl, nicht genug zu sein, Schwarz-Weiß-Denken oder ähnliche Denkmuster, lassen sich eins zu eins übertragen auf Menschen, die »nur« extrem sind. Das, was eine Sucht ausmacht, lässt sich möglicherweise auch auf eine einfache Gewohnheit übertragen. Das, was eine Essstörung betrifft, betrifft möglicherweise auch ein extremes Essverhalten.

Essgestörtes Deutschland

Wenn wir uns die aktuellen Ernährungstrends und Diskussionen über Ernährung anschauen, dann ist die Überschneidungsfläche zu gestörtem Essverhalten möglicherweise sehr groß. In den sozialen Medien beobachtet man immer mehr Ernährungsformen in allen Formen und Farben. Ob Paleo, vegan oder Low Carb, um mal die bekanntesten an dieser Stelle zu erwähnen – Hauptsache extrem. Der häufig zitierte Vergleich zur Ernährungsreligion, die häufig dogmatisch, identitätsstiftend und moralisierend verkündet wird, ist für viele Menschen inzwischen naheliegend.
Dabei wissen die meisten Ernährungswissenschaftler: Wenn wir sämtliche in den Medien diskutierten Ernährungsformen in einen Topf schmeißen und umrühren würden, dann hätten wir eine ganz normale, ausgewogene Ernährung. Aber normal und Normalität ist nun mal uninteressant geworden und nicht ausreichend sensationell.

Es gibt viele Menschen, sogar beziehungsweise insbesondere unter Kollegen im Gesundheitssektor, die haben schon sämtliche Ernährungsformen ausprobiert, aber das Einzige, was für sie keine Option ist, ist eine normale, ausgewogene Ernährung.

Es ist sehr bezeichnend, dass auch ich als Ernährungsfachkraft jahrelang stark essgestörte Tendenzen in mir getragen habe – denn auch ich habe sämtliche Diäten und Ernährungsformen in meiner Vergangenheit durchlebt. Wenn wir also aufhören, Ernährungsformen und Diäten miteinander vergleichen zu wollen, um die beste herauszufinden, sondern allgemein hinterfragen, warum es immer mehr Ernährungsformen und -extreme gibt, dann bekommen wir möglicherweise sinnvollere Antworten auf die Frage nach einer ganzheitlichen Gesundheit.

Was passiert also in einem extremen Ernährungsverhalten?
Wenn ich mich beispielsweise dazu entscheide, mich nach einer gewissen Ernährungsform zu ernähren – zum Beispiel Low Carb – und in einem der vielen Foren ein entsprechendes Foto poste, dann habe ich in kürzester Zeit eine riesige Community, die mir sagt »Du gehörst zu uns« und mich in meinem Verhalten bestätigt und bestärkt. Durch die Bekennung zu Low Carb wird das Gefühl von Zugehörigkeit sofort bedient.

Ich bin in diesem Falle sogar etwas Besonderes, wenn ich sage: »Ich mache jetzt Paleo« – ich bekomme Anerkennung, bin außergewöhnlich und kann mich distanzieren von dem langweiligen Normalen.
Der Gedanke, der dahintersteckt, ist: Ich ernähre mich besonders, weil ich besonders bin. Wir haben die Tendenz hin zum Extremen mit einem angenehmen Beigeschmack der Selbstoptimierung.

Die vegane Ernährung ist aus ethischen Gründen interessant, denn sie beinhaltet häufig auch den Aspekt der moralischen Überlegenheit. Ganz nach dem Motto: Ich bin ein besserer Mensch als du, denn ich achte auf die Tiere und du Arschloch tust es nicht. Auch das kann eine selbstwertstiftende Haltung sein.
Ich halte es für sehr sinnvoll, die ethischen und ökologischen Aspekte des Konsumverhaltens zu hinterfragen. Nachdenklich werde ich jedoch dann, wenn offensichtlich wird, dass die Intention hinter gewissen Mustern eine andere ist als die, die im Rampenlicht angegeben wird. Und hellhörig werde ich insbesondere dann, wenn jemand versucht, einem Extrem das Etikett »gesund« aufzulegen, wenn für mich gleichzeitig klar ist, dass sich in den Extremen die meisten psychischen Erkrankungen (mit resultierenden, zwanghaften Verhaltensweisen) wiederfinden. Denn weder vegane Ernährung noch Low Carb noch Paleo hat irgendetwas mit Gesundheit zu tun. Vor hundert Jahren schon hat man sich von anderen Menschen und Gruppen über das Konsumverhalten distanzieren können, indem man sagte: »Ich kann mir Fleisch leisten und du kleiner Mann kannst es nicht«, »Ich bin besser als du, denn ich kann mir Wein leisten, und du musst Bier trinken«.

Daher der Ausdruck: »Bier auf Wein, lass das sein ... Wein auf Bier, das rat ich dir.« Es ist ein Ausspruch über den sozialen Status: Wein auf Bier ist ein symbolischer sozialer Aufstieg, Bier auf Wein ein symbolischer sozialer Abstieg. Heute hat die Selbstdarstellung über den Konsum ein nie da gewesenes Ausmaß angenommen, welches starke emotionale Diskussionen mit sich bringt, die spannender- und logischerweise an Religionskriege erinnern.

Sie erinnern sich: In den Extremen haben wir immer die Störungen.
In allen Ernährungsextremen haben wir demnach eine hohe Dunkelziffer von Essstörungen. Ja, auch Bodybuilding als Essstörung zu bezeichnen, ist durchaus legitim. Sich nach ganz bestimmten Verhaltensmustern zu verhalten, gibt ein Gefühl von Kontrolle, Struktur und Sicherheit. Das Problem an dieser Stelle ist: Essen wird funktionalisiert – der Kopf übernimmt die Kontrolle, die Kontrolle über sich, über das eigene Verhalten und über den eigenen Körper.

Nehmen wir nochmals Phil als Musterbeispiel für Effizienz und Selbstoptimierung, der für Gesundheit keine Zeit hat, jedoch immer leistungsfähiger sein möchte.
Anhand von Phil lässt sich sehr gut beurteilen, was aktuell auf dem Gesundheitsmarkt so passiert. Denn wenn überall von Gesundheit gesprochen wird, stellt sich die Frage: Wer redet denn hier noch wirklich darüber, gesund zu sein? Geht es nicht vielmehr nur noch ums Abnehmen und den Sex-Appeal?

Diäten sind in unserer Gesellschaft ein Dauerbrenner

An dieser Stelle ist es sehr sinnvoll zu hinterfragen, warum jemand tatsächlich abnehmen möchte. Geht es wirklich um die Gesundheit? Oder geht es vielmehr um den Aspekt der Ästhetik?

In meiner Zeit als Ernährungsberater habe ich die Erfahrung gemacht, dass über neunzig Prozent der Menschen, die abnehmen wollten, im Grunde nicht beunruhigend übergewichtig waren. Die meisten Menschen, die Diäten machen, sind gesund, glauben jedoch, nicht gut genug, nicht schön genug oder nicht dünn genug zu sein.
Bei der Frage »Ästhetik oder Gesundheit – worum geht es dir in erster Linie?« ist die Antwort fast immer »Ästhetik«.
Ästhetik hat also auch im Themenkomplex Gesundheit einen größeren Stellenwert als die Gesundheit selbst. Es sind häufig diese fünf bis zehn Kilo, die jemand abnehmen will, um endlich einen flachen Bauch zu haben.
Ich wette mit Ihnen: Wenn ich Ihnen eine Pille verkaufen könnte, dank der Sie innerhalb von einer Woche ihren Traumkörper hätten, aussähen wie Mitte zwanzig und nicht mehr schlafen müssten: Den meisten von Ihnen wäre es scheißegal, ob dies gesund ist oder nicht!

Und warum ist das so? Weil Zugehörigkeit und Anerkennung einen größeren Stellenwert als Vernunft haben. Wir reden also bei Menschen, die fünf bis zehn Kilo abnehmen wollen, eher über ein Selbstwertproblem, da diese Menschen sich so, wie sie sich im Spiegelbild sehen, nicht aushalten. Fünf bis zehn Kilo weniger: Dann kann ich mich und meinen Körper endlich so akzeptieren, wie er ist.

Wenn man Menschen im Alter von unter vierzig Jahren, die noch keine gesundheitlichen Beschwerden haben, fragt: »Worum geht es dir beim Sport?« – Dann ist die Antwort »Gesundheit« eine Lüge! Denn es geht fast immer um Sex-Appeal, ums Sexysein für eine potenzielle Partnerschaft oder fürs Bett.
Attraktiv zu sein oder einfach nackt gut auszusehen ist wichtiger als Gesundheit. Auf dem Weg dorthin benötigen wir immer wieder Reize, die uns unser Ziel nicht aus den Augen verlieren lassen. Viele Klienten haben in meiner Zeit als Personal Trainer von mir erwartet, dass ich ihnen im übertragenen Sinne in den Arsch trete, damit sie sich bewegen. Der Wunsch, dabei schnell abzunehmen, triggert unsere Ungeduld. Manchmal wünschen wir uns einen Personal Trainer, der uns sagt, dass wir hässlich und schwach sind. Wir wol-

len manchmal beschimpft werden, da wir uns selbst als ekelhaft empfinden. Selbst auf großen Fitnessmessen arbeiten große Fitnessmarken mit Werbesprüchen wie: »Gut genug ist nicht genug.« Es spricht Menschen an, weil es das Gefühl von »nicht genug sein«, »noch nicht dünn genug«, »noch zu wenig Sixpack«, »ich bin noch unzufrieden mit meinem Körper und meinem Aussehen« triggert.
Und hoch bezahlte Motivationstrainer stehen auf den großen Bühnen der Welt mit Aussagen wie: »Akzeptiere niemals den Status quo.« In den Extremen haben wir den Perfektionismus und die Intoleranz gegenüber der Normalität.

Exkurs: Ganz oder gar nicht im Sport

Stellen Sie sich vor, Sie sehen im Park einen joggenden Mann in Sportklamotten. Nach kurzer Zeit bleibt er stehen, setzt sich auf eine Parkbank, holt sich eine Zigarettenpackung raus, nimmt sich eine Zigarette, zündet sie an und raucht die Zigarette – in Sportklamotten.

Was denken Sie?
Die meisten Menschen würden womöglich darüber schmunzeln.
Sie würden denken: »Erst joggen, dann rauchen? Ein Sportler sollte nicht rauchen. Das ist ja abartig.« Wenn Sie möglicherweise ähnliche Gedanken haben, dann hinterfragen Sie bitte, was Sie da tun: Denn Sie schreiben einem Menschen eine Rolle zu und definieren, dass Sport und Rauchen nicht zusammengehören dürfen.
Natürlich dürfen Sie diese Meinung haben und vertreten, aber diese Meinung impliziert ein Wenn-schon-denn-schon, ein Ganz-oder-gar-nicht.
Diese Meinung bewirkt dann auch, dass ein Raucher sich sehr schwer damit tun wird, mit dem Joggen anzufangen, da Sie ja sagen, dass es nicht zusammengehört.
Entweder Sie verhalten sich jetzt komplett gesund oder Sie lassen es komplett bleiben? Das ist Schwarz-Weiß-Denken. Das ist Perfektionismus.

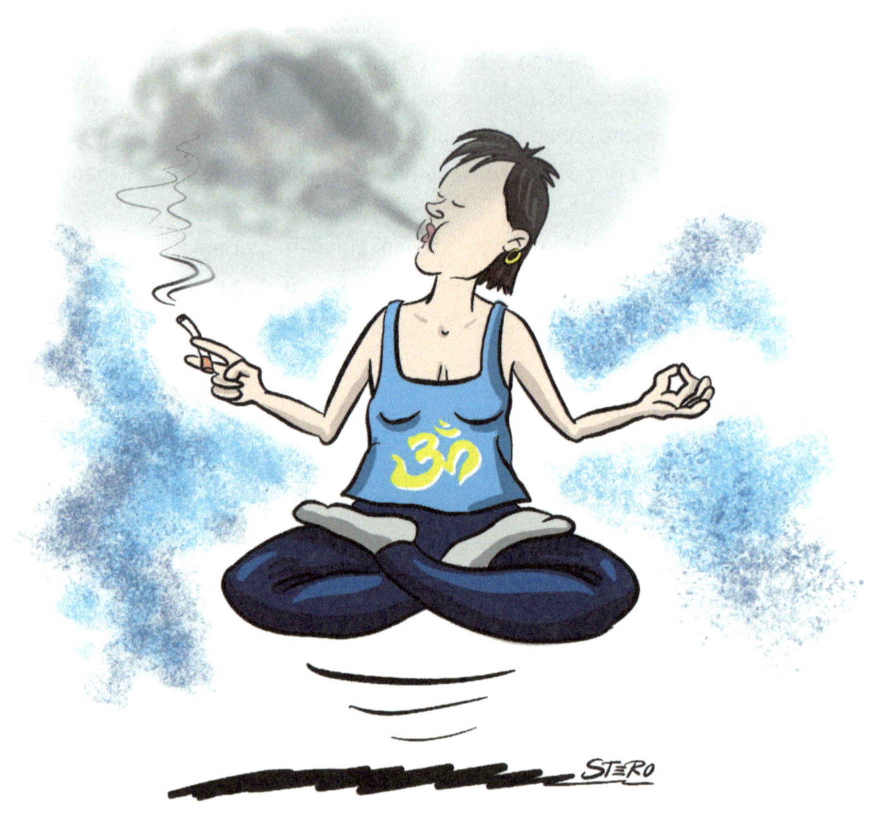
STERO

Vernunft ist out

Wenn wir uns die gesamte Gesundheitsbranche anschauen, gibt es Dinge, die vernünftig sind, aber für die meisten Menschen ziemlich unsexy klingen. In Unternehmen werden in Deutschland regelmäßig Gesundheitsseminare, Vorträge und Gesundheitstage angeboten. In einem Unternehmen einen Vortrag zum Thema Ernährung mit dem Titel »Gesunde Ernährung am Arbeitsplatz« anzubieten, ist ein Schuss ins Knie und in den meisten Fällen rausgeschmissenes Geld.

Sie können sich vorstellen, dass schon allein der Titel für die meisten Menschen sehr langweilig und anstrengend klingt. Maximal wird dieser Titel diejenigen ansprechen, die sich ohnehin schon intensiv mit diesem Thema befassen, aber die relevante Zielgruppe wird damit zielsicher verfehlt. Einen Entspannungskurs anzubieten, klingt auch nicht besonders attraktiv, ebenso wenig wie Rückenschule oder Suchtprävention. Überlegen Sie einmal, welche Assoziationen die entsprechenden Begriffe auslösen.

Rückenschule: Was assoziieren Menschen mit Schule?
Gesunde Ernährung: Auf Ernährungspyramiden haben Menschen keine Lust mehr. Es ist langweilig und eingestaubt!

Noch schlimmer der Begriff »Suchtprävention« ... wenn jemand wie Phil dort hingehen würde, was würde das für einen Eindruck auf seine Kollegen machen? Das wäre das ultimative Eingeständnis von Schwäche. Obwohl er zu einer der Hauptrisikogruppen für Suchterkrankungen gehört, wird ausgerechnet er niemals dort hingehen.

Auch auf Titel wie »Schlaf dich gesund« reagiert ein Phil eher mit der Aussage: »Schlafen kann ich, wenn ich tot bin – geh mir weg mit diesem Blödsinn. Ich hab für so einen Quatsch wirklich keine Zeit.« Das, was also einen verhältnismäßig großen Gesundheitswert hat und wirklich vernünftig ist, klingt für die meisten Menschen eben langweilig. Es ist einfach zu vernünftig beziehungsweise zu gesund.

Die Gesundheitsbranche reagiert hierauf und versucht, attraktivere Angebote und Inhalte zu liefern. Aktuell beobachten wir eine Entwicklung in der Gesundheitsbranche, die versucht, ein bisschen mehr Sex-Appeal und Attraktivität zu bieten – hierdurch jedoch an Sinnhaftigkeit einspart. Denn je attraktiver ein Gesundheitsvortrag oder -seminar für einen Menschen wie Phil klingt, desto weniger hat dieser einen tatsächlichen Gesundheitswert – und dort, wo es richtig effizient und sexy klingt, wird es dann sogar krankhaft.

So gibt es seit Neuestem auf gefühlt jeder Gesundheitsveranstaltung Smoothies. Das klingt so schön effizient.
Denn die Idee, ein Lebensmittel mit gesunden Mineralstoffen und Vitaminen in kürzester Zeit zu verzehren, klingt attraktiv und zeitsparend – du kannst direkt weiterarbeiten und musst dich nicht weiter mit gesunder Ernährung befassen. Es gibt inzwischen Smoothies, die ganze Mahlzeiten beziehungsweise das komplette Essen ersetzen können sollen, damit man dieses lästige Essen endlich auch komplett sein lassen kann.

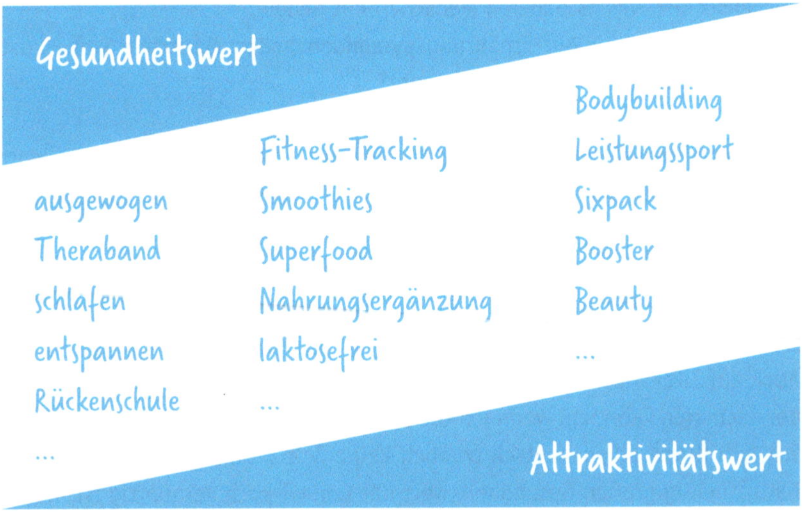

Auch das derzeit beliebte Fitness-Tracking klingt attraktiver, als einfach auf sein Körpergefühl zu achten, da es den Aspekt der Selbstoptimierung hinzufügt. Ein Gerät sagt mir, wie ich schlafe, wann ich essen und trinken soll – klingt nach mehr Selbstkontrolle und irgendwie sexy.

Auch besondere Ernährungsformen und außergewöhnliche, exotische Lebensmittel sind auf dem Vormarsch. Vorträge zu Themen wie Powerfood, Brainfood, Superfood klingen für jemanden wie Phil attraktiv, da diese Begriffe in gewisser Weise Superkräfte suggerieren. Das klingt alles ein bisschen nach Superheld.

Auch Nahrungsergänzungsmittel werden nicht mehr nur im Fitnessbereich immer häufiger angeboten und nachgefragt – das Ausmaß, in dem heute in Drogeriemärkten sämtliche Nährstoffe in Pillen und Pulverform angeboten werden, ist fraglich. Natürlich gibt es Situationen, in denen Nahrungsergänzungsmittel ihre Berechtigung haben (bei Krankheit, im Alter, in der Schwangerschaft, bei veganer Ernährung), doch auch im Bereich der Nahrungsergänzungsmittel wird sehr häufig unberechtigterweise suggeriert, dass wir Menschen heutzutage alle körperlich krank und mangelernährt wären – wir wissen es nur noch nicht. Aussagen wie »In unserem Essen sind heutzutage viel weniger Nährstoffe als früher und wir haben alle einen Nährstoffmangel« machen Angst und bringen Menschen dazu, Nahrungsergänzungsmittel zu kaufen um »auf der sicheren Seite zu sein«. Es ist offensichtlich, dass sich mit Angst sehr viel Geld verdienen lässt. Menschen zu verunsichern ist eine hervorragende Methode, um Gesundheit zu verkaufen – und der Gesundheitsmarkt ist ein milliardenschwerer Markt.

Ungeduld ist ungesund

Gerade bei Diäten lassen sich Menschen immer wieder von dem Versprechen »maximaler Gewichtsverlust in kürzester Zeit« dazu verleiten, sie auszuprobieren.

Natürlich ist es sehr verlockend zu fasten, Diäten zu machen, Nahrungsergänzungsmittel zu kaufen, sich durch ein Zehn-Wochen-Programm zu kämpfen und den Erfolg einer Veränderung in Gewichtsverlust pro Zeit zu messen.

Auch die berühmten Kurzzeit-Fitnessprogramme bekommen mehr und mehr Nachwuchs – zum Beispiel Zehn-Wochen-Programme im Fitnesstraining mit engmaschigem Trainingsplan und der Ansage: Beiß dich da durch!
Ich habe viele Menschen in Fitnessprogrammen gesehen, die von der Trainingsintensität weit über deren Verhältnissen waren – Menschen, die dann nach drei Wochen krank waren, Gelenkschmerzen hatten, weil sie ihre eigenen Körpersignale ignoriert haben, teilweise sogar mit Schmerzmitteln zum Training gegangen sind.

Die Mentalität »Beiß dich durch« hat nichts mit Gesundheit zu tun.
Auch Extrem- und Leistungssportarten haben nichts mit Gesundheit zu tun.
Ein Sixpack hat nichts mit Gesundheit zu tun.

Wir reden über Idealisierung und über Extreme, die Menschen sich wünschen, die jedoch alle nichts mit Gesundheit zu tun haben – ganz im Gegenteil. Und je extremer es wird, desto größer wird der Krankheitswert.

Statt einem gesunden Verhalten ist es ist wohl eher eines, das geprägt ist von folgenden Gedanken: Koste es, was es wolle, ich muss mich ranhalten, durchbeißen, fasten, Diät machen, Abführmittel nehmen, mich operieren lassen, Steroide spritzen, gar nichts mehr essen oder nach dem Essen kotzen gehen … und glauben Sie mir: Ja, es gibt viele verrückte Dinge, die Menschen machen, nur um einen flachen Bauch zu bekommen.

Wenn Menschen, die ein Stück Kuchen essen, schon direkt im Anschluss das Gefühl haben, am nächsten Morgen erst mal laufen zu müssen – dann reden wir über Gedankengänge, die für Essstörungen üblich sind. Es ist eine Selbstverurteilung, die durch den Sport wieder in Balance gebracht werden soll: Weil ich ein Stück Kuchen gegessen habe, muss ich zum Sport und hole mir die Kontrolle wieder zurück. Bulimie ist nichts anderes, als die Kontrolle zurückzuholen. Möglicherweise bemerken Sie, dass solche Gedankengänge in unserer Gesellschaft fast normal sind und ja: Wir sind eine essgestörte Gesellschaft.

Ich bekomme noch heute Gänsehaut, weil ich Bilder von Sixpacks und perfekten Bikinifiguren auf jedem zweiten Krankenkassenbanner und Fitnessstudio-Plakat sehe. Wir sehen überall auf Bildern und Plakaten die schönen, geschminkten, durchgestylten Leute. Das hat alles nichts mit Normalität zu tun.

Wir werden ständig mit idealisierten Photoshop-Körpern konfrontiert, vergleichen uns unbewusst damit, fühlen uns nicht schön, weil wir glauben, dies als Standard setzen zu müssen.

In der Fitness- und Bodybuildingszene wird viel zu häufig über Gesundheit gesprochen. Die angeblich gesunde Ernährung steht neben dem Muskeltraining im Fokus, dabei haben wir hier sehr häufig essgestörte Menschen, die zudem muskelsüchtig sind. Die vor Wettkämpfen nicht mehr trinken und sich extrem einseitig ernähren, nur um in Shape zu kommen, um ripped zu sein. Auch hier geht es in den meisten Fällen nur noch um nackte Haut, Nahrungsergänzung, Anerkennung und Narzissmus. Und genau hier beginnt die dunkle Seite der Gesundheitsbranche.

Was aus der beschriebenen Entwicklung nämlich resultiert ist der Fitnesswahn, der Selbstoptimierungszwang, das Bodyshaming und der Diätenwahn. Wir können uns ausmalen, in welche Richtung es geht, wenn das vorherrschende Verständnis von der Leistungsoptimierung derart mit dem Gesundheitsbegriff verschandelt wird: Leistungssteigernde Drogen, Doping, Crash-Diäten, Schönheitsoperationen, Extremsport, Designerbabys, Selbstoptimierung, der Traum der Unsterblichkeit – bis der Mensch zur Maschine wird?

Hauptsache schneller, höher und weiter: Für Phil macht Gesundheit dann sogar wieder richtig Spaß – und die Gesundheitsbranche macht Milliarden! Wie viel davon ist heute schon Realität?

Wie viele Nahrungsergänzungsmittel und Eiweißshakes wurden heute schon verkauft? Wie viele Diätversprechen stehen heute auf der Titelseite? Wie viele bearbeitete Selfies hat Instagram unter dem Hashtag #gesundheit heute zu bieten?
Jede Wirkung hat Nebenwirkungen – und für die Konsequenzen dieser Entwicklung haben Sie hoffentlich bis hierhin ein Gefühl entwickeln können.
Denn an dieser Stelle fängt Gesundheit an, ziemlich ungesund zu werden – Menschen, die sich hassen, weil sie glauben, nicht schön genug zu sein und Autoaggression und Raubbau am eigenen Körper betreiben, Menschen, die sich ritzen, die Störungsmuster entwickeln, die Selbstsabotage betreiben, die anfangen zu saufen, von sich selber ablenken und die Ruhe nicht mehr aushalten.

Wir haben ein Spannungsfeld zwischen Gesundheit und Effizienz. Menschen sind nur noch auf Effizienz aus, machen keine Pausen mehr, schlafen nicht mehr, entwickeln stressbedingte Beschwerden – sie nehmen ihre Körpersignale nicht mehr wahr. Hier haben wir die Menschen, die glauben, niemals zufrieden sein zu dürfen mit dem, was sie haben, die besonders extrem sein wollen, da sie glauben, sonst nichts wert zu sein. Ja, vermutlich ist das, was heute unter Gesundheit verkauft wird, die eigentliche Ursache für ungesundes Verhalten – nämlich Leistungssteigerung und die Suggestion, sich immer weiter verbessern zu müssen.

Die propagierte Lösung des Problems ist das eigentliche Problem. Wir haben hier in Deutschland ein sehr niedriges Selbstwertgefühl, weil Menschen glauben, nicht fehlbar sein zu dürfen, nicht menschlich und nicht normal sein zu dürfen. Sie glauben, wie Maschinen funktionieren und sich stetig verbessern zu müssen – und genau dies wird von unserer Gesellschaft gefordert und gefördert.

Exkurs: Kindsköpfe in Not

Während ich in meiner Branche beobachten darf, wie schon Kindern erklärt wird, wie sie sich zu verhalten haben, um bloß nicht dick zu werden, bekomme ich Gänsehaut, wenn ich mir einige Ereignisse anschaue, welche ich im Rahmen meiner Arbeit in der Anfangszeit erlebt habe. In einer Schule hatte sich während eines Projekts, an dem ich mit Jugendlichen (Klasse 7 bis 9) arbeiten durfte, ein ernst zu nehmendes Tabuthema herauskristallisiert, welches mir hier nochmals sehr bewusst wurde. Essstörungen und selbstverletzende Verhaltensweisen beginnen meist im Alter zwischen neun und elf Jahren und werden oft schlicht und einfach nicht erkannt. Während sich die heutigen Erwachsenen vor nichts mehr scheuen, wenn es darum geht, endlich dünn zu sein, so ist es vor allem dank Social Media wichtig, mit Jugendlichen offen darüber zu diskutieren.

Viele Erwachsene sind überfordert und zu vorsichtig, wenn es um die sensiblen Themen »Selbsthass« und »Angst« geht. Bei dem Schulprojekt haben wir im Team eine Projektwoche an einer Schule durchgeführt und einfach mal den offenen Diskurs gewagt. Um die Diskussion über den eigenen Körper in Gang zu bringen, zeigte ich den Kindern ein Foto von mir zu der Zeit, als ich übergewichtig war. Auf dem Foto: Ich, dick, mit Brille und hochgegelter Frisur.

Ich fragte die Kinder, nachdem sie endlich aufgehört hatten, zu lachen: »Was denkt ihr, habe ich an mir nicht gemocht?« Wie aus der Pistole geschossen sagte ein Kind: »Alles!«

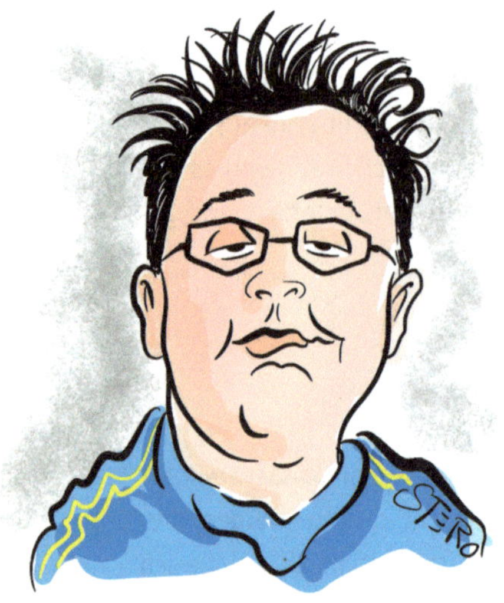

Das tat weh – denn es war ein wunder Punkt von mir – und vermutlich hatte das Kind damit recht. Im Folgenden starteten wir mit den beiden Fragen: »Wer von euch fühlt sich zu dick?« und »Wer fühlt sich zu dünn?«. Mit Handzeichen sollten sich die Kinder freiwillig melden. Bemerkenswert wahr, dass sich alle Kinder gemeldet haben – keines der Kinder war mit dem eigenen Körper zufrieden oder hat sich bei den Fragen komplett enthalten. Ein Kind hatte sich sogar bei beiden Fragen gemeldet und fühlte sich sowohl zu dünn und als auch zu dick. Es fühlte sich also einfach falsch.

Zu Beginn dieser Woche waren dünne Kinder auf mich zugekommen und wollten am liebsten Diättipps. Sie erzählten mir, dass sie ihre Oberschenkel nicht mochten und sich vor sich selbst ekelten.

Im offenen Gespräch mit einer vertrauten Schulklasse kristallisierten sich nach drei bis vier Tagen immer mehr Dinge heraus. Von kleineren Mutproben mit Selbstverletzung, dem Versuch, nach dem Essen den Finger in den Hals zu stecken, Suizidgedanken beim Einschlafen und der Entscheidung, sich selbst zu kratzen und zu ritzen, bis hin zu lebensgefährlichen Mutproben mit finaler Aufforderung zum Suizid, die angeblich über Facebook kursieren und mir von mehreren Kindern unabhängig voneinander bestätigt wurden. Das ist die Realität! Es ist fatal, dass diese Geschichten und Verhaltensweisen für viele Kinder bekannt sind und Erwachsene nicht selten die Augen vor diesen Tabuthemen verschließen. Ein Kind sagte mir, dass es sogar schon mal nach Hilfe bei einem Betreuungslehrer gefragt hatte, sich jedoch von diesem nicht verstanden und nicht ernst genommen fühlte. Ich erinnere noch einmal an dieser Stelle: Diese Geschichten haben mir Kinder im Alter von zwölf Jahren erzählt.

Sind wir gute Vorbilder für die nächste Generation, wenn wir täglich auf der Waage stehen, unsere Laune von deren Zahlen abhängt und wir uns sichtlich selbst abstoßend finden, wenn wir nicht in Shape sind? Was vermitteln wir den Kindern, wenn wir uns unters Messer legen, Diätpillen schlucken und fasten?

Wenn man bedenkt, dass fünfzig Prozent der zwölfjährigen Mädchen schon Diäterfahrungen gemacht haben und man weiterhin bedenkt, dass Essstörungen und Suizid die Haupttodesursachen bei Jugendlichen sind, dann reden wir auch hier über ein unangenehmes – aber sehr relevantes – Thema. Es darf einfach nicht sein, dass es Kindern Tränen in die Augen treibt, wenn man ihnen einfach und aufrichtig sagt: »Du bist genug.«

Alle gegen einen

Wir lernen durch Imitationen und durch Leid. Doch schon hier kann ein Interessenskonflikt entstehen. Denn wenn das eine Bedürfnis »Zugehörigkeit« ist und ein weiteres Bedürfnis »Schmerzvermeidung«: Was ist dann, wenn alle anderen, zu denen Sie gehören möchten, auf die Herdplatte packen? Was ist Ihnen wichtiger? Dazugehören und den Schmerz aushalten? Oder den Schmerz vermeiden und nicht dazugehören?

Da Menschen erst einmal Zugehörigkeit bevorzugen, und Lernen durch Leid erst durch die Erfahrung entsteht, folgt: Der erste Weg ist Nachahmung – der zweite Weg ist selbstbestimmt.

Der erste Weg ist naheliegend und der zweite nicht weniger schmerzhaft. Denn nicht dem Strom zu folgen, für sich einzustehen und Grenzen zu setzen, kann bewirken, dass Sie von einer Gruppe kritisiert werden (vor allem von anderen Phils), deren Zugehörigkeit und Anerkennung unter Umständen wichtiger für Sie ist als Schmerzvermeidung. Menschen, die schon mal in einer schweren Krise gelandet sind, haben im Anschluss häufig die Kraft, für sich selbst einzustehen und Grenzen zu setzen. Plötzlich haben sie gelernt, dass sie pünktlich nach Hause gehen und krank zu Hause bleiben können, da sie es sich wert sind, sich nicht wie alle anderen aufopfern und es auch nicht allen recht machen zu müssen.

Solch ein Verhalten wird natürlich von anderen nicht selten kritisiert – vor allem von anderen Phils, die sich diese Grenzen nicht erlauben können beziehungsweise wollen.

Sie können sich vorstellen, dass ein Phil auf ein solches Verhalten eher mit Aussagen regiert wie: »Was fällt dem eigentlich ein? Was glaubt der eigentlich, wer der ist, einfach so mit Erkältung zu Hause zu bleiben? Der Lappen!«

Auch hier wird klar, dass Gesundheit in einem Unternehmen häufig eine Frage der Unternehmenskultur ist. Darf ich einfach Mensch sein oder wird von mir erwartet, dass ich meine Bedürfnisse ignoriere und meine Gesundheit aufs Spiel setze?

Manchmal darfst du Arschloch sein

Während die Gesundheitsberatung meist an die Vernunft appelliert und sich wünscht, dass der Mensch ein braves Kind ist, gibt es einen starken rebellischen Anteil in uns, der für unsere Gesundheit eine zentrale Rolle spielt. Denn insbesondere für das eigene Wohlbefinden ist es essenziell, in der Lage zu sein, anderen Menschen auf die Füße zu treten – »Was für ein Arschloch!«

Wer sich für sein eigenes Wohlbefinden entscheidet, der wird nicht drum herumkommen, manchmal ein bisschen böse zu sein. Wer ein gesundes Selbstwertgefühl entwickelt, wird von anderen dafür kritisiert werden. Wenn Sie als Einziger pünktlich den Arbeitsplatz verlassen, Ihr Smartphone abschalten, die Arbeit liegen lassen und die Pausen nutzen, dann müssen Sie Disharmonie und Kritik aushalten können – denn der ein oder andere Neider wird enttäuscht sein und einen angreifenden Spruch für Sie parat haben, auf den Sie schlagfertig und selbstbestimmt reagieren dürfen.

Es wird nicht gerne gesehen, dass sich Menschen zu sehr für ihr Wohlbefinden entscheiden. Im Business soll der Mensch funktionieren wie eine Maschine. Und jeder, der sich selbst aufopfert und versucht, perfekt zu funktionieren, wird denjenigen verurteilen, der sich selbst erlaubt, mal langsam zu machen und gelassen zu bleiben. Wenn Sie sich um Ihre Gesundheit kümmern, dann sind Sie kein braver Streber mehr, sondern werden eher als Waschlappen betitelt, der nicht in der Lage dazu ist, sich durchzubeißen. Ihnen wird nachgesagt, dass Sie faul sind und dass Sie nichts mehr erreichen wollen. Und wenn Sie entgegnen, dass es Ihnen ausreicht und Sie sich selbst genug sind, wird Ihnen Gleichgültigkeit vorgeworfen.

Was fällt Ihnen eigentlich ein? Wer glauben Sie eigentlich, wer Sie sind? Entscheiden Sie sich für sich selbst und seien Sie ein gesunder Egoist. Glauben Sie niemandem, der sagt, dass Sie es sich nicht erlauben können, weil sie es nicht wert sind. Es gibt eine Gruppe von Menschen, die das mit der Gesundheit verstanden hat und Sie in Ihren Entscheidungen versteht und bestärken wird: Die »ehemaligen High-Performer«. Diejenigen, die ihre Krisen und Einbrüche im Leben hatten und erkennen mussten, dass das Leben endlich ist. Diejenigen, die mit einem Schmunzeln beobachten können, wie sich der neue High-Performer zu Tode arbeitet.

Mit genügsamer Gelassenheit die anderen im Hamsterrad belächeln – das ist ganz schön böse! Denn das Hamsterrad sieht nun mal von innen aus wie eine Karriereleiter.

Warum werde ich nicht satt?

Vertrauen Sie ihrem Körpergefühl? Wissen Sie, was Ihnen guttut? Kennen Sie Ihre Bedürfnisse? Kinder haben von Natur aus einen sehr gesunden Umgang mit ihrem Körper und ein ausgezeichnetes Körpergefühl. Auch Tiere vertrauen ihren Körpersignalen und verhalten sich intuitiv und instinktgesteuert. Und möglicherweise wäre es sehr sinnvoll, dies in einer rein kopfgesteuerten Gesellschaft wieder zu lernen und sich ein Vorbild an Kindern und an Tieren zu nehmen.

Eigentlich sollte es selbstverständlich sein, dass wir Menschen aufhören zu essen, sobald wir satt sind. Vielen Menschen fällt es allerdings alles andere als leicht, sich einzuschränken – und der plumpen Aussage »Iss halt einfach mal weniger« stehen offensichtlich einige Widerstände entgegen, die uns mitunter gar nicht bewusst sind. Trotz vielseitiger Informationen zu Lebensmittelinhaltsstoffen und Ernährungskonzepten wird nach wie vor sehr häufig missachtet, dass Menschen schlicht und einfach viel zu viel und regelmäßig über das Sättigungsgefühl hinaus essen. Emotionales Essen oder auch Stressessen sind zum Beispiel häufig ein Grund dafür, dass wir zu schnell, unbewusst und regelmäßig über unser Sättigungsgefühl hinaus essen.

Dabei nehmen wir unseren Körper und unser Sättigungsgefühl mitunter gar nicht wahr. Wenn wir dann auch noch unter Zeitdruck das Essen in uns hineinschaufeln, lässt sich bis zum eintretenden Sättigungsgefühl wesentlich mehr Energie zuführen, als der Körper eigentlich braucht. Bauchschmerzen sind hier vorprogrammiert.

Wenn Menschen nur dann essen würden, wenn sie Hunger hätten und aufhören würden zu essen, wenn sie satt wären – dann bräuchten wir uns über das Folgende vermutlich nicht zu unterhalten.

Haben Sie schon mal über Ihr Sättigungsgefühl hinaus gegessen? *Ja?*
Haben Sie schon mal so viel gegessen, dass Sie Bauchschmerzen hatten? *Ja?*
Haben Sie schon mal so viel gegessen, bis Ihnen schlecht geworden ist? *Ja?*
Haben Sie schon mal so viel gegessen, dass Sie sich übergeben mussten? Vielleicht zumindest in Kombination mit Alkohol? *Ja?*

Das, worüber ich im Folgenden mit Ihnen sprechen möchte, ist »Außenreizabhängiges Essverhalten« – es zeigt, wie verkopft wir eigentlich sind und welche Konsequenzen dies haben kann.

Kennen Sie das Tricksuppenexperiment?
Dies ist ein eindrückliches Experiment, das genau dieses Phänomen der Außenreiz-Abhängigkeit beschreibt. Der Aufbau ist der folgende:

Wir haben zwei Gruppen, die so viel Suppe essen sollen, wie sie möchten.
In der ersten Gruppe bekommt jeder einen normalen Teller Suppe, und wenn jemand nachnehmen möchte, dann darf er das gerne tun. Die meisten Teilnehmer essen im Durchschnitt einen Teller Suppe und sind fertig.
In der zweiten Gruppe bekommt auch jeder Teilnehmer einen Suppenteller, welcher jedoch durch ein Schlauchsystem präpariert wurde.

Wir reden hier über einen Tricksuppenteller. Im Teller ist demnach ein Loch, welches mit einem versteckten Suppenbehälter verbunden ist – jeder Löffel, der von oben von diesem Teller abgeschöpft wird, fließt von unten wieder in diesen Teller hinein, sodass der Teller niemals leer wird. Ganz nach dem Motto: »Tischlein deck dich«. Das Bedürfnis, diesen Teller zu leeren, ist bei einigen Teilnehmern so groß, dass sie essen, bis ihnen schlecht wird.

Was dieses Experiment eindrücklich zeigt, ist das Außenreiz-abhängige Essverhalten der Teilnehmer. Der Außenreiz ist der leere Teller – der Innenreiz wäre das Sättigungsgefühl.

Beim Außenreiz-abhängigen Essverhalten entscheidet nicht die Körperwahrnehmung über das Sättigungsempfinden und über die Entscheidung, weiterzuessen, sondern der leere Teller ist der Signalgeber, der den Ausschlag dafür gibt, darüber nachzudenken, ob man möglicherweise schon satt sein könnte. Bedeutet: Solange noch etwas auf dem Teller liegt, wird die eigene Sättigung nicht hinterfragt und es wird einfach weitergegessen – immer weiter.

Viele Menschen halten es zum Beispiel nicht aus, etwas auf dem Teller liegen zu lassen, sondern essen jedes Mal so lange, bis der Teller leer ist. Und wenn sie hierdurch bei jeder Mahlzeit mehr essen, als sie eigentlich brauchen, dann ist dies vermutlich langfristig ein sehr relevantes Thema für sie.

Innenreiz-abhängiges Essverhalten lässt sich dagegen insbesondere bei Kindern, aber auch bei Schwangeren sehr gut beobachten. Man könnte meinen, dass schwangere Frauen zu dem Essen greifen, das das Kind möchte und braucht.

Es gibt viele Gründe für Außenreiz-abhängiges Essverhalten:
Natürlich hat Essen in unserer Nachkriegsgeneration einen gewissen Wert. Und folgende Aussagen kennen die meisten wohl aus ihrer Kindheit: »Iss deinen Teller leer, dann scheint morgen die Sonne« oder »Du bleibst so lange sitzen, bis du aufgegessen hast«. Insbesondere in unserer Erziehung haben wir die Wichtigkeit des Aufessens anerzogen bekommen.

Außerdem ist das Wegschmeißen von Lebensmitteln schon lange verpönt – Kindern wurde teilweise regelrecht beigebracht, ihr Sättigungsgefühl zu ignorieren und so lang zu essen, bis der Teller leer war.

Ein weiteres Beispiel für Außenreize, die auf unser Essverhalten einwirken, möchte ich Ihnen aus meinem Alltag erzählen:
Wie Sie bisher hoffentlich bemerkt haben, bin ich selber nicht der »typische Gesundheitsapostel«, den man anfangs möglicherweise erwartet hat. Was ich zum Beispiel sehr gerne esse, sind diese frittierten, panierten Hähnchenschenkel der Fast-Food-Ketten. So fahre ich also vor einiger Zeit in einen Drive-in, um drei frittierte, panierte Hähnchenschenkel zu kaufen.
Am Schalter sagt mir der Verkäufer an diesem Drive-in-Mikrofon: »Aber Sie wissen schon: Wenn Sie nur einen Euro mehr bezahlen, dann bekommen Sie doppelt so viel.«

Merken Sie? Auch das ist ein sehr effizienter Gedanke. Das Preis-Leistungs-Verhältnis treibt uns oft dazu, größere Portionen kaufen zu wollen. Ähnlich läuft es im Kino ab, wo die Jumbopackung Popcorn nur einen Euro mehr kostet als die Mediumpackung. Da ist die Wahrscheinlichkeit sehr groß, dass man die Jumbopackung bestellt – denn wie schon Phil gefällt auch uns der Effizienzgedanke, und wir finden große Portionen durchaus sexy.

Ich habe mir nun also am Drive-in-Schalter anstatt der drei doch die sechs Hähnchenschenkel gekauft. Jetzt sitze ich also im Auto und esse – und nachdem ich drei Stücke gegessen habe, bin ich streng genommen schon satt. Trotzdem esse ich eben noch den vierten Hähnchenschenkel, der passt ja noch ganz gut.

Nun liegen da noch zwei weitere Schenkel – und ich habe folgenden Gedanken: »Die jetzt mit nach Hause zu nehmen ist ja auch nicht optimal, denn kalt schmecken die ja nicht mehr so gut.« Also esse ich noch den fünften. Und ab hier beginnen schon meine Bauchschmerzen.

Jetzt liegt da aber immer noch ein Hähnchenschenkel und weitere Gedanken kommen auf, die in meinem Kopf hämmern wie kleine Monster: »Ich darf keine Lebensmittel verschwenden!«, »In armen Ländern sterben Kinder vor Hunger!« und so weiter. Ich denke, Sie kennen diesen Diskurs.

Anstatt ihn also liegen zu lassen, esse ich ihn lieber, obwohl es mir wirklich nicht mehr guttut – und das nur, um nichts übrig lassen zu müssen. Ich esse somit weit über mein Sättigungsgefühl hinaus, bis mir sogar schlecht wird, weil es mir schwerer fällt, etwas liegen zu lassen, als es einfach aufzuessen. Wenn es auch Ihnen schwerfallen sollte, generell etwas auf dem Teller oder auch auf dem Tisch liegen zu lassen, dann empfehle ich Ihnen folgende Übung:

Versuchen Sie mal, einmal am Tag bei einer Mahlzeit eine teelöffelgroße Menge des Essens auf Ihrem Teller liegen zu lassen. Ich verspreche Ihnen, Sie werden mich hassen. Sie werden merken, dass dies richtige Konflikte auslösen kann und auch durchaus Diskussionsstoff mit anderen Personen liefern wird. Auf Aussagen wie »Das kannst du doch noch essen«, »Dieser kleine Rest« oder »Das lohnt sich doch nicht« können Sie sich gefasst machen.

Aber bedenken Sie: Wenn Sie es nicht schaffen, auch nur so eine kleine Menge liegen zu lassen, dann werden Sie sich auch schwer damit tun, zum Beispiel mal eine halbe Pizza einfach liegen zu lassen. Die Wahrscheinlichkeit, dass Sie regelmäßig über Ihr Sättigungsgefühl hinaus essen, ist groß.

Und große Portionen sind in Mittelklasserestaurants nicht selten ein Qualitätskriterium. So wird es insbesondere in Restaurants sehr häufig der Fall sein, dass Sie über Ihr Sättigungsgefühl hinaus essen. Häufig sind normale Portionen in Restaurants so gewählt, dass sich auch ein stämmiger, großer Mann im ersten Moment denkt: »Oh ja, davon werde ich satt.«

Wenn jetzt ein kleiner Mensch, der normalerweise nicht so viel isst, es nicht schafft, etwas auf dem Teller liegen zu lassen, dann entsteht an dieser Stelle ein Konflikt – Sie haben es schließlich bezahlt.

Hinterfragen Sie vor diesem Hintergrund die typische Mentalität der Deutschen an einem All-you-can-eat-Buffet, die ganz dem Motto folgt: »Es muss sich ja lohnen.« Der Deutsche rechnet mit – und das Sättigungsgefühl ist kein Argument.

Bei Männern begegnet uns zudem auch oft das bereits erwähnte Alphatierverhalten und die damit verbundene Frage: »Schaffst du das?« Hiermit ist selten das Sättigungsgefühl gemeint, häufig zielt diese Frage eher auf das maximale Volumen des Magens: Wer es schafft, hat gewonnen! Genauso funktioniert die Kampftrinkmentalität. Männer werden sich außerdem mit Sicherheit schwer damit tun, einen Seniorenteller zu bestellen (siehe die Ausführungen zum Attribut »Männlichkeit« im Kapitel »Hör mal wer da schlemmt«).

Bei der Besprechung dieses Themas in Seminaren gibt es manchmal Teilnehmer, die so etwas sagen wie: »Im Restaurant kann man ja auch fragen, ob man das restliche Essen mitnehmen kann.« Ja, das stimmt auch, aber: Es gibt viele Menschen, die Angst davor haben, gierig oder geizig zu wirken – und denen es durchaus schwerfällt, zu fragen, ob sie das Essen mitnehmen dürfen. Einige Seminarteilnehmer sagten mir sogar: »Mir ist das so unangenehm, wenn meine Kinder so wenig essen – ich esse das dann einfach mit.« Oder sie erzählen mir vom Familienvater, der nach dem Essen immer alle Reste bekommt – wie ein Hausschwein. Haben Sie das ein oder andere wiedererkannt?

Aus unterschiedlichen Gründen essen wir über unser Sättigungsgefühl hinaus, da wir mit dem Essen gewisse Attribute und Erfahrungen assoziieren oder anerzogen bekommen haben. Meine Oma ist zum Beispiel in ihrer Kindheit von Spanien nach Frankreich geflohen. Sie hat in ihrer Kindheit gehungert und mit elf Jahren das erste Mal in ihrem Leben ein komplettes Brot gesehen. Es ist naheliegend, dass Essen für sie einen sehr großen Wert hat und auch Ängste an dieser Stelle eine große Rolle spielen. Sie hat noch heute drei volle Tiefkühltruhen voller Essen bei sich zu Hause und bekommt Panik, wenn eine dieser drei Tiefkühltruhen halb leer ist. Viel zu kochen und anzubieten ist für sie ein Zeichen der Wertschätzung – es ist ihre Art, ihre Liebe zu zeigen.

Auch wenn Sie Besuch erwarten, werden Sie vermutlich dazu tendieren, viel zu viel zu kochen – damit auch ja keiner hungern muss.

Ebenso fahren Kinder auf Klassenfahrt, die eine zweistündige Busfahrt vor sich haben und nur für diese Fahrt einen großen Rucksack, gefüllt mit Essen, bei sich haben – denn es könnte ja jemand verhungern.

Kino und Popcorn – Fußball und Bier

Essen ist ein hochemotionales Thema und zu manch einem Lebensmittel oder Geruch haben wir Bilder, Erfahrungen und Emotionen, die in uns aufsteigen – ohne dass wir dies bewusst steuern können. Teilweise sind diese Assoziationen kulturell geprägt und manchmal sind es ganz eigene Erfahrungen, welche man mit einem Essen in der Vergangenheit erlebt hat.

Da ist zum Beispiel der Glühwein auf dem Weihnachtsmarkt, die Weihnachtsgans zu Heiligabend, das Raclette-Essen zu Silvester, der Kuchen am Geburtstag, das Popcorn im Kino, das Bier beim Fußballgucken und der Rotwein zum Filetsteak, die Eiscreme bei Liebeskummer, das Feierabendbier nach einem harten Arbeitstag und die Chips beim Fernsehen.

Es gibt Bilder, die traditionell so stark in uns verankert sind, dass es uns als beinahe undenkbar erscheint, diese Kopplung aufzulösen und etwas daran zu verändern. Ganz nach dem Motto: »Das haben wir immer so gemacht.«

Auch hier sind es keine körperlichen Bedürfnisse, die durch das Lebensmittel gestillt werden, sondern emotionale Kopplungen, die bedient werden.

Während der Geburtstagskuchen und die Weihnachtsgans vermutlich keine große Relevanz haben, sieht es bei Kopplungen, die in Ihrem Leben eine hohe und regelmäßige Frequenz haben, ganz anders aus: Wenn Sie jeden Tag, wenn Sie nach der Arbeit nach Hause fahren, an der Tankstelle anhalten und einen Schokoriegel kaufen, weil es für Sie inzwischen einfach dazugehört und Ihnen sogar wichtig geworden ist, dann wird genau diese Kopplung für Sie die größte Relevanz haben. Und dieses Verhalten gehört irgendwann so sehr zu Ihrem Alltag dazu, dass es mit Ihrem Hungergefühl nichts zu tun hat.

Der Bereich »Emotion und Essen« hat demnach mehrere Faktoren, die betrachtet werden dürfen: Das klassische Stressessen und die emotionale Kopplung. Je mehr das Essen jedoch emotional gesteuert wird, desto schwerer fällt es uns, unsere Körpersignale adäquat wahrzunehmen und zu differenzieren.

Viele Menschen, die ihre Bedürfnisse ignorieren und deren Aufmerksamkeit beim Essen woanders ist, können ihren Körper nicht spüren. Hierzu gehört auch wieder das berühmte Multitasking: Wir sind mit unserer Aufmerksamkeit nicht beim Essen, nehmen also unseren Körper nicht wahr und wundern uns irgendwann, dass der Teller schon leer ist.

Es gibt ein Phänomen, das auftritt, wenn Menschen beim Fernsehen essen: Plötzlich ist der Teller wie von Geisterhand leer und man hat es gar nicht mitbekommen.

Oft haben wir dann Bauchschmerzen, weil wir zu viel gegessen haben. Denn ist man mit seinen Gedanken nicht beim eigenen Körper, spürt man auch kein Sättigungsgefühl.

Vielleicht schaffen wir es mit diesem Wissen, Schritt für Schritt unsere emotionalen Gründe beim Essen zu beobachten. Vielleicht können wir wieder bewusster wahrnehmen, wann wir satt sind und den Fernseher beim Essen ausschalten.

Vielleicht lernen wir wieder, nach unserem Körper- und Sättigungsgefühl zu essen, ganz intuitiv, wie Kinder das schon machen. Denn auch Kinder essen selten eine ganze Tafel Schokolade – wenn sie nicht mehr mögen, hören sie auf. Und wir Erwachsene sagen so etwas wie: »Ich darf keine Schokolade oder andere Süßigkeiten im Haus haben, sonst esse ich, bis die Packung leer ist.« Dies zeigt schon: Vielleicht haben wir Erwachsene keine gesunde Beziehung mehr zum Essen. Und trotzdem glauben wir, den Kindern möglichst frühzeitig erklären und anerziehen zu müssen, wie man zu essen habe – obwohl es Kinder schon von Natur aus richtig machen.

Ich hatte mal einen Seminarteilnehmer, der mich ernsthaft gefragt hat, was er denn dagegen machen könne, dass sein Kind so langsam esse – was ihn nerven würde. Nach Rückfrage sagte er mir, dass er sehr schnell essen würde und gerne langsamer essen können würde. Nach einem kurzen Gespräch wurde ihm klar, dass er sich sein Kind zum Vorbild nehmen sollte – und nicht umgekehrt.

Der Mensch ist keine Maschine

Bei der Befriedigung von Bedürfnissen herrscht ein Kampf zwischen Kopf und Bauch, bei dem die eigene Disziplin und Willenskraft auf die Probe gestellt werden. Das eigene Körpergefühl ist hierbei offensichtlich nicht erwünscht: »Reiß dich doch zusammen und stell dich nicht so an.«

Wäre der Mensch in der Lage, seine Bedürfnisse zu manipulieren, hätte er die absolute Kontrolle über sich selbst. Er wäre das Endprodukt der Selbstoptimierung in einer perfekt funktionierenden Welt, in welcher menschliche Triebe keinen Platz haben. Triebgesteuerte Menschen, die zu sehr auf ihre eigenen Bedürfnisse achten, werden nicht gerne gesehen und wirken eher unerzogen bis animalisch.

Doch was passiert, wenn Bedürfnisse, Wünsche und Triebe als »ungewollt« deklariert werden? Wenn Hunger, Sättigung und Schlaf als Behinderung betrachtet werden, da der Mensch gerne eine Maschine wäre, dann leuchtet ein, warum Diäten und Shakes so beliebt sind. Wird dieser Gedanke konsequent weitergedacht, dann werden Körpersignale als Schwäche und als Hindernis wahrgenommen. Eine Pille, die das komplexe Thema »Ernährung« ersetzen könnte, wäre demnach für einige Menschen ein Segen. Ganz nach dem Motto: »Der Geist ist willig, doch das Fleisch ist schwach.« Wie oft haben wir uns schon für unseren übermäßigen Hunger geschämt, unser Sättigungsgefühl ignoriert oder uns über unsere Müdigkeit geärgert? Als ob man Hunger einfach nur ignorieren müsste, um perfekt sein zu können.

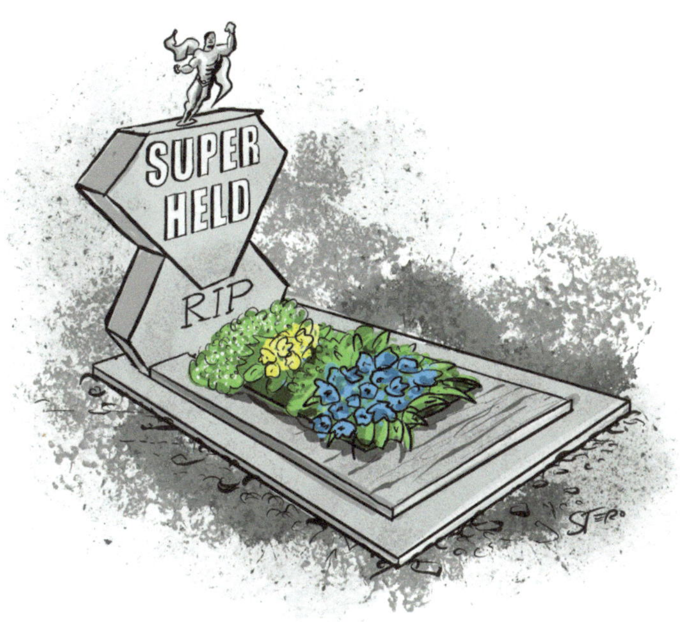

Sind wir alle voll gestört?

»Ich bin verrückt« – der Verstand wehrt sich gegen diese Aussage, denn wer will schon zum Psychologen gehen? Machen wir doch lieber die Augen zu und ignorieren das Offensichtliche. Wir zeigen uns stets von unserer Schokoladenseite und geben unser Bestes. Als Belohnung für angepasstes Verhalten erhalten wir ein gutes Zeugnis, herausragende Zertifikate und einen guten Job. Wir lernen sehr früh, dass Leistung und Anpassung groß gelobt und belohnt werden, und dass Aus-der-Reihe-Tanzen bestraft wird. Kann es sein, dass es in einer Leistungsgesellschaft wie in Deutschland vielmehr darum geht, als Zahnrad eines Systems perfekt zu funktionieren, als darum, langfristig glücklich und gesund zu sein?

Man könnte meinen, wir wären nur noch so viel wert wie unsere letzte Leistung – und manchmal eben auch nur noch so viel wie unser letzter Fehler. Darf ich mir trotzdem erlauben, zufrieden zu sein?

Teil 3: Konflikte und Stress

Schau den Tatsachen ins Auge

Sie haben hoffentlich bisher bemerkt: Ernährung und Verhalten sind Psychologie – nicht mehr und nicht weniger. Ein gestörtes Essverhalten ist immer nur ein Symptom. Schlechte Gewohnheiten und Prioritäten ergeben immer einen Sinn. Menschen sind nicht dumm und jedes Verhalten hat eine Funktion.

Um zu verstehen, wie wir möglicherweise die Veränderung erreichen, müssen wir verstehen, was noch eine Ebene weiter darunter liegt – denn um Motivation zu verstehen, müssen wir die Motive kennenlernen. Um Muster der Stressregulation zu reduzieren, ist es nötig, zu verstehen, wie Stress entsteht. Es geht im Folgenden also um Bedürfnisse, Glaubenssätze, Emotionen, Prioritäten und Perfektionismus – und um Stress und dessen Regulation oder Vermeidung.

Perfektionismus wird meistens als positiv und Gelassenheit oft als schlecht dargestellt. In den vergangenen Kapiteln ist hoffentlich klar geworden, dass Perfektionismus gewisse Risiken mit sich bringt. Vermutlich ist auch klar geworden, dass Prioritäten eine Frage der Haltung zu sich selbst sind und dass ungünstige Gewohnheiten eher etwas mit Impulsivität und Stressregulation als mit fehlendem Wissen zu tun haben. In der Gelassenheit haben wir das höhere Selbstwertgefühl, die Selbstsicherheit, die Toleranz und die Fähigkeiten dazu, den Istzustand anzunehmen, oftmals besser durch Krisen zu kommen und Emotionen eher zu akzeptieren.

Doch wenn ich mir uns Menschen in unserer Leistungsgesellschaft anschaue, dann beobachte ich leider das Gegenteil. Obwohl wir eigentlich in einer Gesellschaft leben, in der wir sagen dürften: »Hey, wir dürfen so sein, wie wir sind«, fühlen sich Menschen getrieben und von steigenden Erwartungen und steigender Geschwindigkeit in ihrer Freiheit eingeschränkt und überfordert. Da unser Selbstwertgefühl sehr stark an unser Aussehen oder unsere Leistung gekoppelt ist, haben wir schnell das Gefühl: Wenn wir nicht genug leisten, sind wir nicht wertvoll genug. Unsere Erwartungshaltung und die Realität sind nicht deckungsgleich – es besteht ein großer Konflikt, der Spannung, Druck und Stress auslöst.

Wenn schlechte Gewohnheiten und ungünstige Verhaltensweisen also ihre tatsächliche Ursache im Stress und in inneren Konflikten haben, macht es Sinn, sich deren Hintergründe nun genauer anzuschauen.

Stress ist das Problem

Im Folgenden geht es darum, wie Stress entsteht und welche Überzeugungen möglicherweise für die eigene Stresswahrnehmung verantwortlich sind. Ich möchte Ihnen hierzu eine kleine Geschichte aus meiner Studentenzeit erzählen, welche auch für mich eine Lehre war.

Im Alter von zwanzig Jahren habe ich ein Jahr (also zwei Semester) in Mexiko leben dürfen und im Rahmen eines Austauschprogramms dort studiert. Ich habe dort Spanisch gelernt, bin viel gereist, hatte eine tolle Zeit und jeden Tag Sonnenschein. Nach circa drei Monaten in Mexiko habe ich meine mexikanischen Kommilitonen aus der Universität abends zum Essen eingeladen. Ich habe an dem Abend etwas typisch Deutsches für meine mexikanischen Freunde gekocht: Würstchen, Sauerkraut und Kartoffelpüree. Für 21 Uhr hatte ich eingeladen.
Als Deutscher besitze ich diesen Wert der Pünktlichkeit, der mir in gewisser Weise in meinem Leben wichtig geworden ist. Denn ich habe ja schon in meiner Kindheit gelernt: »Man sollte immer pünktlich sein.« Um 21 Uhr stand also das Essen fertig gekocht und warm auf dem Tisch und die Kerzen waren an. Ich weiß ja nicht, wer von Ihnen schon mal in Lateinamerika war, aber dort wird Pünktlichkeit tendenziell überbewertet.
Es war also 21 Uhr und keiner war da. Es wurde 21:15 Uhr, 21:30 Uhr, 22 Uhr ... Um 22:30 Uhr klingelte es endlich an der Tür. Ich war emotional fertig beziehungsweise gestresst.

21 Uhr ist in dieser Geschichte meine Erwartungshaltung – 22:30 Uhr ist die Realität. Wir haben hier also eine Zeitspanne von eineinhalb Stunden. Diese eineinhalb Stunden lassen sich ziemlich gut in meine persönliche Stressintensität während dieser Situation umrechnen.

Dies ist die einfachste Art und Weise, um Stress zu erklären: Wir reden von der Differenz zwischen Erwartungshaltung und Realität.

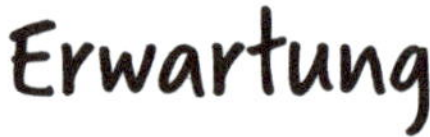

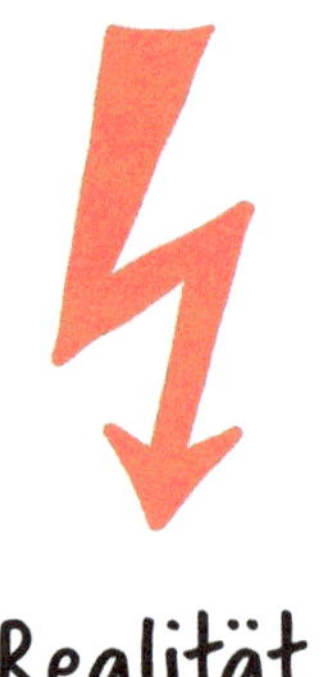

Realität

Es gibt Schüler, die von sich erwarten, in der Schule immer eine Eins zu schreiben. Schreibt ein solcher Schüler eine Eins, dann ist alles gut. Schreibt er allerdings eine Eins minus, oder eine Zwei plus, eine Drei plus, oder sogar eine Drei minus …

Erinnern Sie sich an die Mitschüler, die schon bei einer Eins minus angefangen haben, zu weinen? Das waren die Perfektionisten: Eine hohe Erwartung bedeutet eine höhere Wahrscheinlichkeit für Stress.

Auch die schon erwähnte Harmoniebedürftigkeit, die wir bei Phil unter die Lupe genommen haben, kann eine Form von Perfektionismus sein. Bei Gedanken wie »Es muss immer alles harmonisch sein« oder »Es darf nicht unharmonisch sein« ist das Wort »muss« beispielsweise ein Indikator dafür, welche Erwartungen wir haben.

Auch der Ausdruck »darf nicht« ist eine Art und Weise, auf die uns die Sprache zeigt, was wir erwarten – auch wenn uns dies nicht bewusst ist.

Brett vorm Kopf

Das Problem ist, dass uns diese Erwartung im Weg stehen und genau das Gegenteil von dem bewirken kann, was wir eigentlich wollen.

Haben Sie schon mal zwei erwachsene Menschen streiten gesehen, die beide der Meinung waren, man dürfe nicht streiten? Das zugrunde liegende Problem beim Zusammentreffen von Erwartungshaltung und Realität ist immer: Ab dem Moment, wo es nicht so läuft, wie wir es gerne hätten, reagieren wir gestresst und sind emotional involviert. Und wenn Menschen emotional involviert sind, agieren sie genau wie Kinder.

Hierzu gibt es ein schönes Gedankenspiel, an welches Sie sich hoffentlich eines Tages in einer passenden Situation erinnern werden: Es gibt einen Moment, in dem Menschen kurz davor sind, in Tränen auszubrechen, es ihnen richtig schlecht geht, sie sich ungerecht behandelt fühlen, nicht ernst genommen mit ihren Sorgen und ihrem Kummer. Und genau in diesem Moment sollten sie sich die superspannende Frage stellen: »Wie alt fühlst du dich gerade?«

Das ist, gerade in einer solchen Situation, eine höchst spannende Frage! Denn die meisten Menschen fühlen sich in diesem Moment wie ein kleines Kind. Es gibt ganze Therapieformen, die unter der Überschrift »Arbeit am inneren Kind« arbeiten und in denen nicht selten Rotz und Wasser geheult wird. Gerade in solchen Therapien darf man für sich selbst einmal feststellen, welche Themen sonst noch alle in einem schlummern.

Denn wenn Sie heutzutage von jemandem oder von etwas gestresst sind, dann ist dieses Gefühl vergleichbar mit einem Finger in einer offenen Wunde, der Ihnen zwar wehtut – die Wunde war jedoch schon vorher da. Demnach sind die Stressoren nicht die Ursache für den Stress, sondern stellen immer nur einen Auslöser dar, der eines der schon in Ihnen ruhenden Themen triggert beziehungsweise betrifft und berührt. Und diese Themen sind in erster Linie Ihre eigenen und fallen damit in Ihre Verantwortung – kein Mensch zwingt Sie in der aktuellen Situation dazu, gestresst und verärgert zu sein. Das schaffen Sie ganz alleine. Wir sprechen also über eine seelische Wunde, in die jemand seinen Finger drückt – im übertragenen Sinn werden wir an einem empfindlichen Punkt berührt.

Und wie reagieren Kinder, wenn sie an einem solchen Punkt berührt werden und es nicht so läuft, wie sie es gerne hätten? Genau: Sie reagieren motzig, beleidigt, trotzig, weinerlich …

Was viele Menschen jedoch nicht verstehen, ist: Erwachsene Menschen sind auch nur große Kinder. Insbesondere dann, wenn sie gestresst sind. Das bedeutet: In dem Moment, in dem zwei Erwachsene streiten und beide emotional involviert sind, erlebt man den berühmten impulsiven und irrationalen Kindergarten. Beide reagieren total kindisch und irrational und kommunizieren im höchsten Maße unproduktiv. Sie reagieren genauso trotzig, motzig und weinerlich wie kleine Kinder, was verständlicherweise für einen erfolgreichen Ausgang des Streitgesprächs nicht besonders zielführend ist. Da fallen schon mal Aussagen wie »boah selber«, »gar nicht«, »du hast immer …«, »du bist immer …«. Das zielführende und produktive Gespräch findet nur ganz selten während eines Streits statt. Erst dann, wenn sich beide Parteien wieder beruhigt haben, kann etwas Konstruktives zustande kommen.

Doch wie verhindert man diese kontraproduktive Impulsivität? Wenn einer von beiden in einer Streitsituation die Haltung hätte: »Es muss nicht immer harmonisch sein« oder »Man darf auch mal miteinander streiten« – dann würde er während der Diskussion wahrscheinlich einen wesentlich klareren Kopf behalten können und wesentlich ruhiger bleiben. Er würde nicht so emotional involviert sein – und damit hört die Impulsivität auf.

Wenn sogar beide Parteien die Haltung haben, dass auch mal diskutiert werden darf und nicht immer alles harmonisch sein muss, dann haben die beiden vermutlich ein ganz normales Gespräch zwischen zwei Erwachsenen, ganz ohne kindisch zu werden.

Sie merken: Die Erwartungshaltung, dass immer alles harmonisch sein sollte, sorgt letztendlich dafür, dass wir emotional verkrampft und gestresst sind, da wir in jeder unharmonischen Situation glauben, dass dies nicht so sein dürfe. Dieser Konflikt sorgt wiederum dafür, dass wir in solchen Situationen dann gestresst, impulsiv und kindisch reagieren und genau das heraufbeschwören, was wir eigentlich unbedingt verhindern wollten.

Eine solche harmoniebedürftige Haltung zeigt: Je höher unsere Erwartungen, desto kleiner wird unsere Komfortzone. Je niedriger unsere Erwartungen (also je eher sie der Realität entsprechen), desto größer ist unsere Komfortzone. Um unsere Komfortzone zu erweitern, ist es also sinnvoll, unsere Erwartungen zu reduzieren oder zumindest zu hinterfragen.

Der Gedanke, dass immer alles harmonisch sein müsse, wurde gelernt. Er kann zum Beispiel seinen Ursprung darin haben, als Kind gesehen zu haben, wie die eigenen Eltern stritten und sich daraufhin selbst geschworen zu haben: »Ich werde niemals so streiten wie meine Eltern.« Und jedes Mal, wenn man heute mit jemandem streitet, bekommt man Panik, denn man wollte ja nicht streiten, und auf einmal tut man es doch. Und plötzlich fühlt man sich genauso klein und machtlos, wie man sich in dieser Situation als Kind gefühlt hat.

Viele Traumata aus der Kindheit beeinflussen in ähnlichen Situationen auch als Erwachsene noch unser Verhalten. Es ist uns häufig jedoch nicht bewusst, warum wir so reagieren. Jeder Mensch geht mit den Erlebnissen aus seiner Kindheit anders um und hat als Kind andere Verhaltensstrategien entwickelt. Diese Strategien setzen wir auch noch als Erwachsene um.

Um die Konflikte, die sich daraus ergeben, und die also auch aus einer sehr kindlichen Sicht verständlich sind, zu verdeutlichen, möchte ich im Folgenden an zwei Beispielen mit Kindern erläutern, was das tatsächliche Problem an unbewussten Erwartungen ist.

Erstes Beispiel: Das darf wehtun

Vor meiner Studentenzeit habe ich im Rahmen eines Freiwilligen Sozialen Jahres unter anderem Fußball-AGs in Grundschulen angeboten.

Man kann sich eine Situation wie folgende vorstellen: Es ist Dienstagnachmittag und gerade findet die Fußball-AG statt – wir befinden uns mitten in der Stunde mit circa zwanzig Kindern in der Turnhalle: Der Ball liegt auf dem Boden und ein Kind läuft auf den Ball zu, will den Ball treten, tritt vorbei, rutscht aus, fällt hin, und fängt an zu weinen.

Was machen Erwachsene und Pädagogen häufig an dieser Stelle?
Sie gehen zum Kind und sagen so etwas wie: »Alles ist gut« oder »Das ist nicht so schlimm«. Doch die Realität sieht für das Kind ganz anders aus, »Nichts ist gut« und »Es fühlt sich schlimm an«.

Hier haben wir schon den ersten Konflikt, dem das Kind begegnet, denn es hat in diesem Moment das Gefühl, sich falsch zu fühlen – so als wären sein Verhalten oder sein Gefühl gerade nicht richtig beziehungsweise nicht angebracht. Und dieses Gefühl löst Stress aus, der an dieser Stelle vermutlich schlimmer ist als der physische Schmerz.

Als ich eines Tages verstanden habe, was da passiert, habe ich Folgendes gemacht. Ich bin in solch einer Situation zum Kind gegangen, war präsent und habe gefragt: »Und, tut es weh?«, und das Kind antwortete: »Ja, es tut weh.«

Dann sagte ich zu dem Kind: »Das darf jetzt wehtun. Denn dein Körper sagt dir grade: Das war doof, mach es nicht noch mal! Aber wenn du möchtest, dann darfst du jetzt mit deinem Schmerz aufstehen und weiterspielen.«

Das klingt im ersten Moment möglicherweise seltsam. Doch das Kind hat sich die Tränen weggewischt, ist aufgestanden, hat weitergespielt. Der Schmerz und die Tränen durften da sein, so war es für das Kind beruhigender, es fühlte sich verstanden, fühlte sich nicht falsch. Dieses Verhalten war komplett natürlich und sogar sinnvoll.

Zweites Beispiel: Möchtest du die Angst mit ins Boot holen?

Im Rahmen meiner Arbeit in der Grundschule habe ich zur gleichen Zeit auch Schwimmen in der 1. Klasse unterrichtet.

Ich stand also mit zehn Kindern am Beckenrand und wollte mit ihnen schwimmen üben. Plötzlich fing ein Kind an zu weinen und sagte: »Ich habe Angst, ich will nicht schwimmen gehen.« Und eh ich mich versah, hatte ich zehn weinende Kinder am Beckenrand stehen und keines wollte mehr ins Wasser.

Was sagen Erwachsene, besonders auch Lehrer, häufig in solch einer Situation? – »Du brauchst keine Angst zu haben.« Die Realität für das Kind ist jedoch: Es hat Angst. Und damit geht das Dilemma los. Denn das Kind glaubt jetzt, dass es falsch sei, diese Angst zu fühlen, obwohl es in diesem Moment eine natürliche und normale Reaktion ist.

Was viel besser funktioniert hat, als zu sagen »Du brauchst keine Angst zu haben«, war das folgende Vorgehen. Ich bin zum Kind hingegangen und habe gesagt: »Du darfst Angst haben! Möchtest du denn gemeinsam mit deiner

Angst schwimmen gehen?« Das Kind hat kurz überlegt und das spannende Ergebnis war: Die meisten Kinder haben auf diese Frage mit »Ja« geantwortet.

Ich bin also mit dem Kind langsam ins Schwimmbecken gegangen, habe es bei den ersten Schwimmversuchen unterstützt und gefragt: »Und? Wie geht es der Angst jetzt?« Das Kind antwortete recht entspannt: »Ja, die Angst ist immer noch da.« Dann haben wir weitergemacht und ich habe nach kurzer Zeit wieder gefragt: »Und? Wie geht es der Angst jetzt?« Und das Kind antwortete: »Jetzt ist es schon ein bisschen weniger geworden.« Plötzlich habe ich meine unterstützende Hand weggenommen – das Kind fing an zu lachen und sagte: »Ui, jetzt ist die Angst wieder da!« Das Spannende hierbei war: Das Kind hat gelacht, während es Angst hatte. Worum es hierbei geht, ist: Die Angst mit ins Boot zu holen. Die Angst darf da sein, sie muss nicht verschwinden und sie ist auch nichts Falsches.

Das ist das Grundprinzip der emotionalen Intelligenz – das Gefühl, das grade da ist, darf auch da sein.

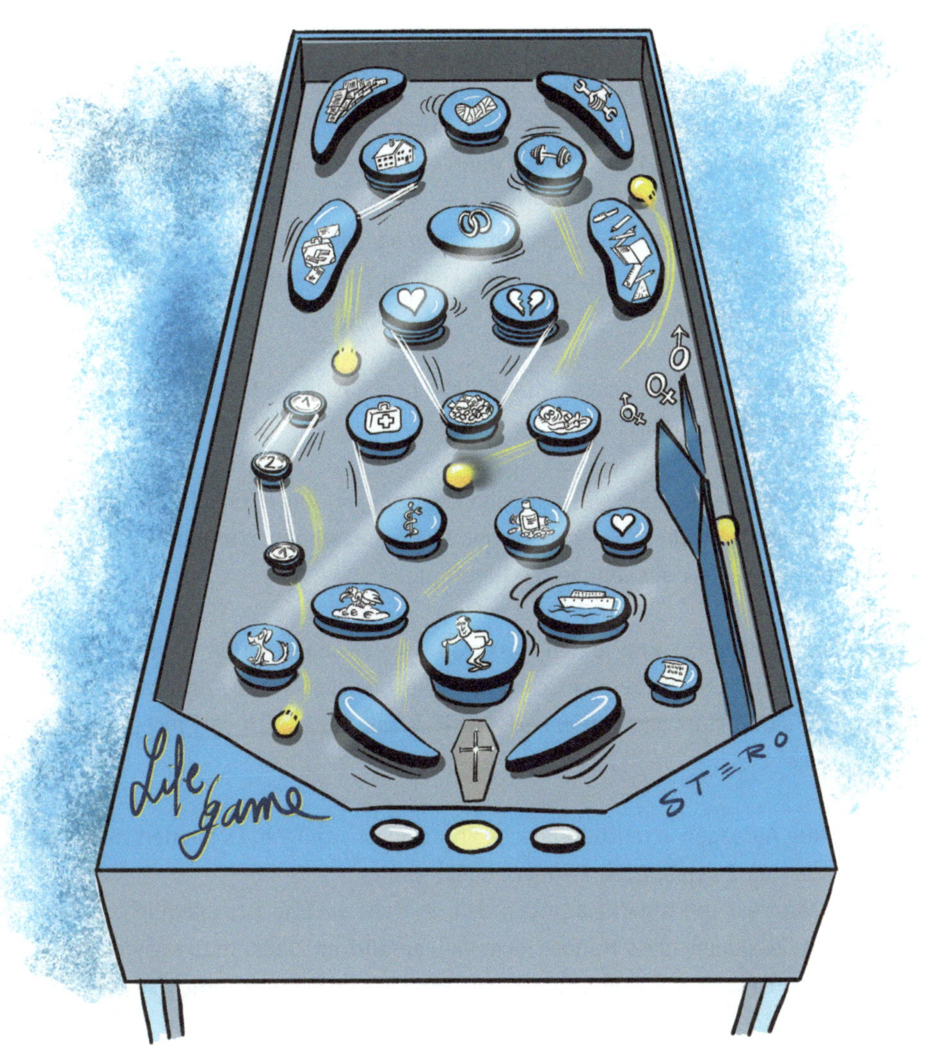
Life game
STERO

C'est la vie

Mehrere Milliarden Menschen auf dieser Welt spüren regelmäßig Emotionen wie Scham, Schuld, Gier, Neid, Angst. Und sie fangen an, Gefühle in positive und negative Gefühle zu unterteilen – als gäbe es die einen Emotionen, die Menschen nicht fühlen dürften und die anderen, die wir möglichst viel fühlen sollten. Wir glauben alle, dass wir bestimme Emotionen nicht haben dürften und tragen jedes Mal einen riesigen Konflikt in uns aus, wenn wir ein solches Gefühl trotzdem haben.

Wir fühlen uns schlecht, wenn wir glauben, falsch zu fühlen, obwohl jedes Gefühl das Natürlichste auf der Welt ist.

Das Problem ist, dass wir sämtliche Erwartungen, Bewertungen und Überzeugungen durch Imitation gelernt und übernommen haben und diese im Laufe unseres Lebens nur sehr selten hinterfragen.

Wir alle kennen und lernen Aussagen wie: »Männer dürfen nicht weinen«, »Indianer kennen keinen Schmerz«, »Du brauchst keine Angst zu haben«, »Du musst stark sein«, »Du darfst nicht krank sein«, »Ich darf nicht schwach sein«.

Diese Aussagen vermitteln falsche Erwartungshaltungen. Es passiert nun mal, dass zum Beispiel auch Männer einmal weinen.
Stellen wir uns einen Mann vor, dem es ganz wichtig ist, männlich zu sein und der glaubt, dass Männer nicht weinen dürften. Jetzt sitzt er eines Tages zu Hause und weint und hat Angst davor, nicht mehr männlich zu sein. An alle Männer an dieser Stelle: Es ist nicht falsch, emotional zu sein, denn Menschen sind von Natur aus emotionale Wesen.

Es gibt auch Menschen, die glauben, nicht krank werden zu dürfen, da sie zum einen überzeugt sind, dass dies ein Zeichen von Schwäche wäre, und sie sich zum anderen über ihre Leistungsfähigkeit definieren.

Jetzt sind diese Menschen aber doch einmal krank und gehen entweder konsequenterweise trotzdem zur Arbeit, weil sie sich nicht erlauben, zu Hause zu bleiben, oder sie sitzen zu Hause und sind total gestresst, da sie glauben, nicht krank sein zu dürfen. Durch diesen Stress verzögern sie zudem auch noch ihren Regenerations- und Heilungsprozess, da sie sich nicht erlauben, sich ins Bett zu legen – denn hinzu kommt bei ihnen oft der Gedanke: »Ich muss ja stark sein und wenn ich schon mal zu Hause bin, dann kann ich auch ganz viel Hausarbeit machen.«

Habe ich schon erwähnt, dass es Menschen ungemein schwerfallen kann, mal nichts zu tun? Ja, es gibt sogar Menschen, für die ist es mit Abstand die leichtere Wahl, noch mehr zu machen, als mal etwas weniger zu machen. Weniger zu machen ist für viele Menschen die tatsächliche Herausforderung und würde viel eher dafür sorgen, dass sie sich außerhalb ihrer Komfortzone aufhalten – beziehungsweise sie im Feuer ihrer Emotionen stehen bleiben, ohne diese durch Ablenkung durchgehend vermeiden zu können.

Es gibt Menschen, die wünschen sich nichts sehnlicher, als zur Ruhe zu kommen, die sich genau das allerdings selbst nicht erlauben und zudem die Ruhe gar nicht aushalten würden. Das klingt paradox – es ist dennoch sehr verständlich, wenn man nicht nur die rationale Ebene, sondern auch die emotionale Ebene berücksichtigt. Denn diese unbewussten Erwartungen werden nur sehr selten hinterfragt und bleiben teilweise ein Leben lang bestehen.

Ich behaupte mal: Es gibt sehr viele Menschen, die versuchen, bis zu ihrem Lebensende immer noch die Erwartungen ihrer Eltern zu erfüllen. Und die nie hinterfragen, was sie da eigentlich genau tun und was sie von sich selbst erwarten. Diese Zusammenhänge zu begreifen war für mich in Mexiko bezeichnend. Denn häufig versuchen wir mit allen zur Verfügung stehenden Mitteln, die Realität zu verändern und verschwenden hierbei unglaublich viel Energie. Wir sind nämlich der Überzeugung, dass unsere Erwartungen immer die richtigen und allgemeingültig wären. Und derjenige, der anders denkt – der ist halt dumm.

Machen Sie sich bewusst: Nur weil Sie bestimmte Werte, Prioritäten, Erwartungen und Überzeugungen haben, heißt das noch lange nicht, dass das in gleicher Weise für irgendeinen anderen Menschen auf dieser Welt auch gelten muss. Das ist in erste Linie und ausschließlich Ihr Bier.

Auch ich durfte dies für mich in Mexiko lernen: Wenn ich nämlich gewollt hätte, dass meine Erwartungen immer erfüllt werden und also immer alle pünktlich sind, dann hätte das bedeutet, dass ich all meinen mexikanischen Freunden hätte sagen müssen: »Ihr müsst jetzt alle pünktlich sein, weil ich das so möchte.«

In einem Land, in dem selbst Dozenten gerne mal eine Stunde zu spät zur Uni kommen, durfte ich jedoch, anfangs sehr leidvoll, die Erfahrung machen, dass ich es bin, der seine Haltung anpassen darf. Denn irgendwann gab es auch für mich den Moment, in dem ich hinterfragen durfte, ob meine Erwartung in diesem Rahmen angemessen war. Wir dürfen stets hinterfragen, was wir erwarten und Erwartungen auch manchmal sinnvollerweise herabsetzen, damit wir eben nicht an die Decke gehen und wegen jeder Kleinigkeit wie eine beleidigte Leberwurst reagieren.

Kommen wir nun zu einem weiteren Beispiel für den Konflikt von Erwartungen und Realität bei Erwachsenen, welches wieder meine eigene Geschichte betrifft.

Wie gehen wir also mit Emotionen oder Stress um?

Reden wir jetzt einmal über die weitverbreitete Prüfungsangst. Ich hatte früher, in meiner Schul- und Studentenzeit, regelmäßig Blackouts in Prüfungssituationen. Folgendes konkretes Beispiel:

In einer mündlichen Prüfung hatte ich fünf Prüfer vor mir sitzen und ich wusste: »Wenn ich nervös werde, bekomme ich einen Blackout.« – Davon war ich überzeugt. Also habe ich mir vor der Prüfung immer wieder gesagt: »Ich darf nicht nervös sein«, »ich darf nicht nervös sein«, »ich darf nicht nervös sein«. Pustekuchen – denn die bittere Realität war: Ich war nervös. Damit spürte ich einen Konflikt zwischen Erwartung und Realität – und genau dieser Konflikt war es, der jedes Mal einen Blackout verursacht hat. Immer und immer wieder.

Was denken Sie, welcher Gedanke hat mir damals (und bis heute) geholfen und dafür gesorgt, dass ich nie wieder einen Blackout hatte und heute regelmäßig vor über tausend Menschen einen Vortrag halten kann, ganz ohne Probleme?

Das Satz: »Ich darf nervös sein.« Der Gedanke: »Ich darf das, das Gefühl darf da sein.«

Es geht hier um emotionale Intelligenz. Das, was da ist, ist da. Entweder sage ich Ja zu dem, was da ist oder ich sage Nein zu dem, was da ist. Wenn ich jedoch Nein sage, dann stehe ich im Widerspruch zur Realität – und das ist ein Konflikt und erzeugt Stress.

Wir fokussieren uns die ganze Zeit auf die Dinge, die nicht da sein dürfen, die wir tabuisiert haben, da wir glauben, dass diese falsch oder schlecht wären – anstatt zu verstehen, dass jedes Gefühl komplett natürlich ist und wir alles fühlen dürfen.

Viele Menschen haben die Erfahrung gemacht: Wenn man eine Angst wirklich verlieren und loslassen möchte, dann darf man sie erst einmal zulassen, man darf hineinspüren, darf in sie hereingehen und in ihr stehen bleiben. Ein Gefühl zu vermeiden oder zu verdrängen ist selten zielführend und hat, wie in den bisherigen Kapiteln ausführlich beschrieben, ungünstige Nebenwirkungen.

Wer schon mal einen nahestehenden Menschen verloren hat und einen schweren Verlust erlebt hat, der kann vermutlich nachvollziehen, dass man Trauer zwar ersticken kann, sich davon ablenken kann, man Überstünden machen kann, Alkohol trinken und die Ruhe vermeiden kann. Doch erst dann, wenn ich die Trauer zulasse, ich das Gefühl zulassen kann und vielleicht sogar weinen kann, erst dann kann die Trauer weggehen und erst dann komme ich wieder zur Ruhe und komme mit der Situation in den Frieden. Solange ich mir meine Themen und meine Emotionen nicht anschauen möchte, drücke ich alles gewaltsam herunter – doch Druck erzeugt Gegendruck, und solange ich Emotionen verdränge, drücken sie sich immer wieder von selbst hoch und machen sich bemerkbar. Sei es durch Verhaltensweisen, Körperreaktionen, Gedanken oder auch durch Panik- und Angstattacken, wie sie in Deutschland bei vielen Menschen zu beobachten sind. Man versteht nicht, was mit einem los ist – weil man das Gefühl nicht zulassen kann beziehungsweise möchte. Es ist eine schmerzvolle und heilsame Reise, sich seinen Gefühlen Schrittweise zu nähern.

Ich darf sterben und der Rest wird sich fügen

Wir leben in einem der reichsten Länder dieser Welt, und trotzdem werden wir von dem Gefühl verfolgt: »Wir müssen, wir müssen, wir müssen, du musst, du musst, du musst, du darfst nicht, du darfst nicht, du darfst nicht.« Wir machen uns total fertig mit den Erwartungshaltungen, die uns suggeriert werden. Alles wird schneller, alle müssen besser werden und wer nicht mitkommt, den fressen die Hunde.

Die größten Ängste stecken hinter unseren größten Erwartungen

Es gibt eine Reihe typischer Motivationssprüche, die man von großen Trainern auf Bühnen hören oder auch in den sozialen Medien wiederfinden kann. Ein übliches Beispiel dafür ist der Satz: »Sei niemals zufrieden mit dem, was du hast!«

Doch was resultiert aus dieser Überzeugung?
Wenn Sie wirklich glauben, dass Sie niemals zufrieden sein dürfen mit dem, was Sie haben, dann brauchen Sie auch nicht zu erwarten, dass Sie jemals zufrieden sein werden mit dem, was Sie haben. Klingt logisch, ist es auch.

Obwohl wir uns alle wünschen, zufrieden zu sein, glauben wir nicht, uns mit den gegebenen Dingen je zufriedengeben zu dürfen. »Willst du dich etwa damit zufriedengeben?« – Spüren Sie mal hinein, welche Abfälligkeit in dieser Frage steckt. Hier entstehen die größten Konflikte.

Nehmen wir einmal an, eine Erwartungshaltung ist eine Idealisierung. Sie ist eine Vorstellung davon, wie das perfekte Leben sein sollte. Vielleicht ist sie sogar eher so eine Art Scheinwelt – besonders, wenn wir uns die sozialen Medien noch einmal anschauen, in der Photoshop, Filter und perfekte Körper die größte Aufmerksamkeit bekommen. Eventuell reden wir an dieser Stelle in Wirklichkeit über eine Täuschung, der wir mit unseren Erwartungen aufsitzen.

Wenn unsere Erwartungen also einer Idealwelt, Scheinwelt oder Täuschungen entsprechen, dann stelle ich an dieser Stelle mal die Frage: Was ist für Sie eine Enttäuschung?

Das Wort »Enttäuschung« klingt für die meisten Menschen im ersten Moment erst einmal negativ. Enttäuscht zu sein – das fühlt sich unangenehm an. Doch wissen Sie, was eine Enttäuschung in Wirklichkeit ist? Es ist das Aufzeigen der Realität: »So ist es – nimm es an oder lass es.«

Je häufiger Sie von sich, von anderen oder auch vom Leben generell enttäuscht sind – das Einzige, was Sie hierdurch wirklich lernen, ist: Ihre Erwartungshaltung entspricht nicht der Realität. Punkt. Nicht mehr und nicht weniger. Menschen, die häufig enttäuscht sind, haben eine hohe Erwartungshaltung – und diese scheint nicht dem zu entsprechen, was um sie herum tatsächlich geschieht. Sie entspricht nicht der eigenen Natur, entspricht nicht der Realität. Enttäuschung, Frust, Konflikte und Stress sind die logische Konsequenz einer unrealistischen Erwartungshaltung.

Enttäuschungen sind demnach etwas Sinnvolles, weil wir uns durch sie unserer Erwartungen bewusst werden können und lernen, die Realität zu sehen und anzunehmen, wie sie tatsächlich ist. Durch sie kommen wir mit den Dingen in den Frieden, die wir normalerweise nicht aushalten – die uns stressen, uns triggern und impulsiv reagieren lassen.

Sowohl im Bereich Stressmanagement als auch im Konfliktmanagement geht es immer erst einmal darum, den Istzustand zu akzeptieren. Denn solange wir den Istzustand ignorieren und verleugnen, weil wir ihn nicht aushalten, sind wir emotional zu involviert und schaffen es nicht, einen klaren Kopf zu bekommen.

»Die Realität ist, wie sie ist«, »Es ist, wie es ist«, »Liebe das, was ist«, »So ist das Leben«, »Asi es la vida«, »C'est la vie« – es gibt viele bekannte Aussprüche, die diese bejahende Haltung vertreten, und auch der Buddhismus lehrt diese Art der Einstellung zu dem, was ist. Das Grundprinzip: In erster Linie entspricht immer das, was gerade da ist, der Wahrheit – und nicht das, was Sie gerne hätten, sollten und müssten. Hierzu passt auch der schöne Satz: Die Realität findet nicht im Konjunktiv statt. Kämpfen Sie nicht gegen den Istzustand an.

Es gibt sogar Ansätze aus der Schmerztherapie, die bei chronischen Schmerzen angewandt wird, die mit dem Prinzip der Achtsamkeit und dem Grundsatz »Der Schmerz darf da sein« arbeiten. Dieser Gedanke akzeptiert den Istzustand und löst die Spannung auf, sodass die Schmerzen erfahrungsgemäß weniger werden.

Denn Sie können den Istzustand nicht ändern – der Istzustand ist nämlich der Istzustand. Veränderung ist etwas in die Zukunft Gerichtetes, was mit dem Istzustand jedoch nichts zu tun hat. Versuchen Sie nicht, die Dinge zu verändern, die Sie nicht ändern können. Sowohl den Istzustand als auch die Vergangenheit können Sie nicht verändern.

Machen Sie also Ihren Frieden damit. Vergeben Sie sich und vergeben Sie möglicherweise auch Ihren Eltern – ja, auch der Begriff der Vergebung kommt hier ins Spiel und hat an dieser Stelle nichts mit Religion oder Spiritualität zu tun.

Natürlich können Sie gegen die Realität kämpfen, eventuell mit Aussagen wie: »Das darf nicht wahr sein, davon will ich nichts hören, warum immer ich, die sind schuld und der ist doof ...« Bemerken Sie jedoch: Dort, wo es unangenehm wird, dort wird es relevant. Dort, wo Sie sich aufregen, haben Sie eins ihrer ganz persönlichen Themen berührt und niemand anders kann etwas dafür, dass Sie sich aufregen.

Akzeptiere, was du nicht verändern kannst und verändere, was du verändern möchtest

Diesen Satz werden Sie so oder ähnlich kennen. Es gibt Dinge, die Sie nicht ändern können: Die Vergangenheit mit allen Erfahrungen und Entscheidungen, die Sie getroffen haben. Die Gegenwart mit allen angenehmen und unangenehmen Facetten (das Wetter, Ihr Spiegelbild, Ihre Eltern). Es gibt viele Dinge, über die wir uns aufregen, auf welche wir keinen Einfluss haben.

Demnach macht es Sinn, sich diesen Dingen zu stellen und zu lernen, diese anzunehmen beziehungsweise Ihren Frieden damit zu machen – denn sonst werden sie Sie verfolgen. Im selben Atemzug gibt es viele Dinge, die wir sehr wohl verändern könnten, es jedoch nicht tun.

Es gibt Menschen, die in ihrer Beziehung von ihrem Partner geschlagen werden und trotzdem mit dieser Person zusammenbleiben – weil sie Angst haben vor der Ungewissheit einer Trennung oder eventuell sogar der Meinung sind, dass sie nichts Besseres verdient hätten.

Es gibt Menschen, die machen eine Arbeit, mit der es ihnen sehr schlecht geht und die von Jahr zu Jahr immer kränker werden, jedoch der Meinung sind, dass sie genau diese Arbeit machen müssten und keine Wahl hätten.

Warum bin ich unzufrieden mit dem, was ist? Warum will ich Veränderung? Bei den Dingen, die Sie meinen, verändern zu wollen, sollten Sie sich bewusst machen, warum Sie sie verändern wollen. Hinterfragen Sie immer auch Ihre Intention – denn ein wahlloses Streben nach dem anderen, nach mehr, nach dem, was Sie nicht haben können, kann auch ein verzweifelter Versuch sein, eine innere Leere zu füllen.

Sollten Sie sich dadurch bewusst werden, tatsächlich nur eine solche innere Leere ausfüllen zu wollen, dann schauen Sie sich diese Leere in Ihnen genauer an und lernen Sie, sie auszuhalten, anstatt sie bloß betäuben zu wollen.

Denn meistens geht es nicht darum, was wir machen, sondern darum, wie und warum wir es machen.

Bei dem Wie stellt sich die Frage, ob wir uns bewusst für ein Verhalten entschieden haben und es achtsam durchführen – wir also nicht impulsiv in einer Kurzschlussreaktion agieren, sondern mit unserer vollen Aufmerksamkeit dabei sind.

Beim Warum geht es darum, die Intention und das Bedürfnis hinter dem eigenen Verhalten zu erkennen – denn ein Verhalten kann man aus unterschiedlichen Gründen zeigen. Im Folgenden präsentiere ich Ihnen beispielhaft einige mögliche Intentionen und Bedürfnisse hinter der simplen Entscheidung dazu, ein Stück Kuchen zu essen.

Zu welchem Zweck esse ich das Stück Kuchen?

- Da ich Hunger habe?
- Da Sonntagnachmittag ist?
- Da Oma den Kuchen gebacken hat?
- Da alle anderen jetzt auch essen?
- Da ich gestresst bin?
- Da heute mein Cheatday ist?
- Um mich zu belohnen?
- Aus Genuss?

Ein anderes Beispiel: Machen Sie Sport, um sich selbst etwas Gutes zu tun und weil Sie Freude dabei empfinden? Oder aus schlechtem Gewissen und Selbsthass gegen Ihren eigenen Körper, der Ihnen nicht genug erscheint?

Helfen Sie einem Hilfesuchenden aus Nächstenliebe oder aufgrund der eigenen Bedürftigkeit nach Anerkennung und Ihrem Helfersyndrom? Ist es wohlwollend was Sie tun oder zwanghaft? Verhalten Sie sich aus Liebe oder aus Angst so? Weil Sie es gerne machen oder weil Sie nicht anders können? Bis wohin sprechen wir über Genuss und ab wann über Abhängigkeit?

Das alles sind Fragen, die nur Sie für sich beantworten können. Es geht nicht immer darum, die Antworten zu kennen – sondern darum, die richtigen Fragen zu stellen.

Exkurs: Das Problem ist selten das Problem

Jetzt mal im Ernst: Noch nie hatte das Thema Gesundheit in den Medien so wenig mit Gesundheit zu tun wie jetzt. Während man unendlich viele Blogeinträge über Ernährungsweisen, Bikinifiguren und Muskelaufbau lesen kann, stellt sich die Frage, welche Intentionen sich hinter dieser Bewegung tatsächlich verbergen.

Was wäre, wenn ein Großteil der Ernährungsexperten, welche in den sozialen Medien die Aufmerksamkeit bekommen, streng genommen eine Vielzahl der Kriterien für eine handfeste Essstörung erfüllen würde?

Was wäre, wenn es tatsächlich für selbstverständlich genommen werden würde, dass dicke Menschen dumm und faul wären, und man ihnen tatsächlich nochmals erklären müsste, dass eine Tafel Schokolade mehr Kalorien hat als ein Apfel?

Wie wäre es, wenn Menschen, die schnell und viel abnehmen, stets Applaus und Lob dafür erhalten würden, unabhängig davon, ob es ihnen damit besser geht?

Wie wäre es, wenn Sport fast immer mit Gesundheit verwechselt werden würde, selbst dann, wenn Sportler trotz Erkältung trainieren würden und Entzugserscheinungen bekämen, wenn sie keinen Sport machen könnten?

Wie wäre es, wenn eine ganze Gesellschaft die Begriffe »Ästhetik« und »Gesundheit« verwechseln würde und der Wunsch nach einem schlankeren und definierteren Körper in Wirklichkeit ein Selbstwertproblem wäre?

Wie wäre es, wenn es Abhängigkeiten wie Arbeitssucht, Sportsucht und Magersucht gäbe, die gesellschaftlich sogar erwünscht wären und andere Abhängigkeiten wie Tabak, Alkohol und Essen im selben Atemzug verurteilt würden?

Was wäre, wenn Menschen krank zur Arbeit gehen würden, da sie Angst davor hätten, nicht mehr gut genug zu funktionieren? Wenn die meisten Menschen das Gefühl hätten, nicht genug zu sein und es, aus Angst vor Kritik, nicht schaffen würden, über ihre Schwächen zu sprechen?

Was wäre, wenn Suizidgedanken im Jugendalter komplett normal wären und wenn es auch normal wäre, dass junge Menschen ihren Körper als ekelhaft empfinden?

Wie wäre es, wenn es eine Pille gäbe, die in kurzer Zeit den Traumkörper bezwecken würde und es allen egal wäre, ob es gesund wäre oder nicht? Wenn der Wunsch nach Zugehörigkeit und Anerkennung so groß wäre, dass Vernunft, Normalität und Gesundheit keine Beachtung mehr bekämen?

Was wäre, wenn der Mensch nur auf sein Hunger- und Sättigungsgefühl achten würde und sämtliche Ernährungsempfehlungen dann irrelevant wären?

Übernimm Verantwortung für deine Welt

In dem Moment, wo wir anfangen, andere Leute zu verurteilen, fangen wir an, die Verantwortung abzugeben. Mit jedem Mal, wo Sie das Wort »muss« verwenden, geben Sie die Verantwortung ab und tun so, als würde man Sie zu Ihrem Leben zwingen. Sie tun so, als würde man Sie zu Ihrer Arbeit zwingen, als würde man Sie zwingen, Zeit mit Ihrer Familie zu verbringen, als würde man Sie zwingen, sich um jemanden zu kümmern oder eine Aufgabe zu erledigen. Keiner zwingt Sie – und trotzdem geben wir mit jedem Muss die Verantwortung ab und tun so, als hätte es nichts mit uns zu tun.

Bedenken Sie: Leben ist freiwillig. Sie müssen gar nichts.

Sie dürften morgen früh gerne im Bett liegen bleiben und feststellen: Die Welt dreht sich weiter. Und auch wenn dies grade böse klingt – so ist es nicht gemeint.

Ihr Verhalten ist immer Ihre freie Wahl. Geben Sie Ihre Entscheidungsfreiheit nicht ab. Die Ausdrücke »ich muss« und »ich darf nicht« spiegeln eine Erwartung wider – jedes »muss« ist ein »möchte« plus Angst. Die Aussage »Ich muss stark sein« bedeutet streng genommen »Ich habe Angst, schwach zu sein«. Die Aussage »Ich muss besser werden« bedeutet streng genommen »Ich habe Angst, so zu bleiben wie ich bin«. Die Aussage »Ich muss arbeiten« bedeutet streng genommen »Ich habe Angst, arbeitslos zu sein«.

Solange wir uns von diesem Sprachgebrauch nicht befreien, begeben wir uns jedes Mal aufs Neue in die unbewusste Opferrolle: »Ich muss dies ... ich darf jenes nicht ... das Leben ist schwer und alle anderen sind doof.«

Die Sprache ist ein wichtiger Indikator für unsere Einstellungen – besonders, wenn das Wort »muss« verwendet wird. Versuchen Sie, auch in Ihrer Sprachwahl Gelassenheit zu zeigen. Denn Gelassenheit bedeutet: Ich muss gar nichts, ich darf alles und ich trage die Verantwortung für alles, was ich tue.

Exkurs: Verantwortung tut weh

Stellen Sie sich vor, es gäbe keine Schuldigen mehr.
Stellen Sie sich vor, es gäbe keine Täter mehr.
Stellen Sie sich vor, es gäbe keine Dummen mehr.
Stellen Sie sich vor, es gäbe keine Arschlöcher mehr.
Stellen Sie sich vor, es gäbe keine Grenzen mehr.
Stellen Sie sich vor, es gäbe keine Fehler mehr.

Hier dürfen Sie den Widerstand spüren, der in Ihnen aufsteigt.
Wo bleiben Sie noch gelassen und wo reagieren Sie unruhig?

Was wäre, wenn alles auf dieser Welt eine Daseinsberechtigung hätte? Können Sie diesen Gedanken aushalten oder kommen Ihnen die extremen Beispiele von Vergewaltigungen, Kriegen, Verstümmelungen, Intoleranz und Welthunger in den Sinn, die Sie nicht tolerieren können und die berechtigterweise schwer zu tolerieren sind?

Ohne es bewerten zu wollen, möchte ich die Frage stellen: Können Sie Intoleranz und Diskriminierung tolerieren oder werden Sie selbst zum Täter?

Wenn alles da sein darf und nichts richtig oder falsch ist, dann existiert Dummheit nicht! Wenn alles passieren darf, dann gibt es keine Komfortzone mehr, dann schaffen Sie es, ruhig zu bleiben, ohne impulsiv zu reagieren. Wo entsteht Widerstand? Wo sind meine Themen? Was toleriere ich nicht? Was verzeihe ich nicht?

Es geht an dieser Stelle nicht darum, alle Dinge auf dieser Welt zu tolerieren, sie nicht mehr zu bewerten oder nichts mehr zu erwarten – nein, aber machen Sie sich bewusst, wofür Sie stehen. Schaffen Sie Klarheit und entscheiden Sie sich, was Sie wollen!

Denn was Sie wollen, das müssen Sie schon selbst wissen. Den Istzustand zu akzeptieren ist immer die beste Ausgangssituation

»So wie ich bin, darf ich nicht sein« – das ist ein weitverbreiteter, selbstverurteilender, sogar selbsthassender Gedanke. Insbesondere aktuell verbreitet sich in den sozialen Medien die Diskussion darüber, ob ein übergewichtiger Mensch mit sich zufrieden sein darf.

Ist es Gleichgültigkeit? Ein Schmarotzer des Sozialsystems?
Was häufig nicht bedacht wird, ist, dass Selbstakzeptanz der wertvollste und wichtigste Schritt zur Veränderung ist. Es mag zwar im ersten Moment seltsam klingen, doch den Istzustand anzunehmen ist eine Bedingung für wohlwollendes Verhalten. Selbstliebe hat nichts damit zu tun, sich im Folgenden gehen zu lassen und sich egal geworden zu sein. Ganz im Gegenteil: Wer sich selbst achten und mit seinen Fehlern schätzen kann, der wird mehr und mehr aufhören können, autoaggressiv zu denken und kontraproduktiv zu handeln.

Wer emotionales Essen reduzieren möchte, der darf aufhören, gegen den eigenen Körper zu kämpfen sowie sich und seine Kilos zu hassen. Emotionales Essen ist eine Konsequenz aus Selbstverurteilung, Frust und Ekel beim Blick in den Spiegel.

Wer abnehmen möchte, darf sein bisheriges Motiv und seine bisherige Methode überdenken. Über Disziplin, Kontrolle und Selbstverurteilung lässt sich Verhalten nicht verändern. Vielmehr wird das alte Muster des Kontrollverlusts bald wieder greifen und seine Konsequenzen mit sich ziehen. Und wer es tatsächlich schafft, über Selbsthass sein Körpergewicht zu reduzieren, der riskiert meist eine Suchtverschiebung und wird sein altbewährtes Muster in anderer Form ausleben. Mit Vernunft und Selbstachtung hat das dann jedoch nach wie vor nichts zu tun.

Seien Sie sich selbst genug: Dann werden Sie sich automatisch verändern, indem Sie Freude daran entwickeln, sich selbst etwas Gutes zu tun. Sie sind es wert. Wirklich. Liebe und Wertschätzung sind eine Grundvoraussetzung für gesundes Verhalten.

Selbstwert und Gelassenheit

Die große Frage, die sich bei diesem Vorhaben stellt, ist: Wie erzeuge ich Liebe, Selbstliebe, Selbstwertgefühl, wie erzeuge ich Gelassenheit? – Indem ich Erwartungen hinterfrage. Enttäuschungen sind wie Ankerpunkte.

An Enttäuschungen erkenne ich meine Erwartungshaltung, die nicht der Realität entspricht. Krisensituationen sind nichts anderes als Enttäuschungen, durch die wir häufig erst anfangen, an unserem Verstand zu zweifeln. An seinem eigenen Verstand zu zweifeln ist nichts anderes, als seine Erwartungen zu hinterfragen. Unser Verstand möchte normalerweise nicht an seinen bisherigen Überzeugungen zweifeln, möchte aufrechterhalten, was wir bisher geglaubt und gelebt haben – dies ist eine Art Selbstschutz. Wenn Menschen in Krisen anfangen, an ihren Erwartungen oder ihrem Verstand zu zweifeln, sind dies häufig die Momente, in denen sie anfangen, neue Prioritäten zu setzen. Häufig geschieht es nach den größten Krisen, dass Menschen plötzlich die Fähigkeit erlangen, für sich selbst einzustehen und neue Prioritäten zu setzen.

Manch einer braucht erst einen Herzinfarkt, um das zu verstehen.

In meiner Arbeit sind mir schon viele Menschen begegnet, die den Wert ihrer Krise im Nachhinein erkennen konnten. Eine Frau hatte zum Beispiel Brustkrebs gehabt und sagte zu mir: »Wenn ich den Krebs nicht gehabt hätte, dann würde ich heute vermutlich nicht mehr leben. Vermutlich wäre ich mit meinem Smartphone in der Hand vor einen Bus gelaufen oder gegen einen Baum gefahren, da ich einen Lebensstil und eine Selbstachtung hatte, die unter aller Sau waren. Heute bin ich dankbar für diesen Warnschuss«.

Es gibt viele Menschen, die machen Dinge, die sie nicht wollen, für Menschen, die sie nicht mögen und hinterfragen dies erst dann, wenn sie zusammengebrochen sind. Erst wenn wir in ein tiefes Loch fallen, haben wir den Mut, für uns und für unsere Bedürfnisse einzustehen. Erst dann kommen wir auf Aussagen wie: »Nein, ich muss gar nichts«; »Ich möchte beim Essen nicht über die Arbeit sprechen«; »Ich mache pünktlich Feierabend« und »Ich mache mein Smartphone am Wochenende aus.«

Es braucht Selbstwertgefühl, um für sich und seine Bedürfnisse einzustehen und das Risiko eingehen zu können, dafür kritisiert zu werden. Wer ein gesundes Selbstwertgefühl hat, der entwickelt die Fähigkeit, auf sich selber zu achten, Grenzen zu setzen und auch mal Nein zu sagen und sich nicht durchgehend aufzuopfern.

Es gibt Menschen, die opfern sich auf, nur weil ihnen so viel an Zugehörigkeit und Anerkennung liegt. Und auch der Herzinfarkt war vor über dreißig Jahren noch der Heldentod.

Es gibt andere Menschen, die erwarten von sich, wie Maschinen zu funktionieren, und sind enttäuscht, dass sie doch nur ein Mensch sind. Sie glauben, nicht emotional und sensibel sein zu dürfen, obwohl Menschen von Natur aus emotionale Wesen sind.

Kennen Sie die Aussage: »Ich bin ja auch nur ein Mensch!«? Hier haben wir ein kollektives Abwerten des Menschseins – ohne, dass wir es bemerken.

Das Leben ist eine Achterbahn

Betrachten wir das Konzept von Erwartung und Realität einmal auf einer Zeitachse. Wenn Sie sich Ihr bisheriges Leben einmal anschauen, dann werden Sie feststellen, dass es in Ihrem Leben immer mal Phasen gab, da ging es Ihnen gut oder auch besser als erwartet. Und es wird Phasen in Ihrer Vergangenheit gegeben haben, da ging es Ihnen schlecht, also schlechter als erwartet.

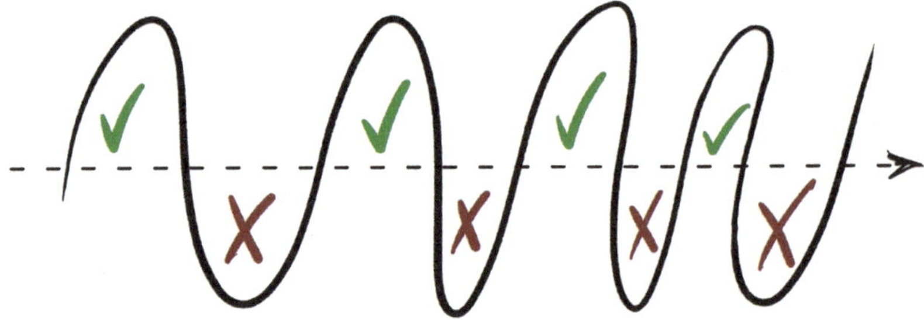

Nehmen wir an, wir haben eine Erwartungshaltung, die ungefähr Durchschnitt ist – was auch immer das bedeutet. Wenn ich also unterhalb dieser Erwartungshaltung bin, geht es mir schlecht, wenn ich oberhalb dieser Erwartungshaltung bin, geht es mir gut. Manchmal geht es mir besser als erwartet, manchmal geht es mir genau, wie ich es erwartet habe, und manchmal geht es mir schlechter, weil die Realität nicht meiner Erwartung entspricht.

Das Leben war also bisher auch bei Ihnen ein ewiges Auf und Ab.

Ich glaube, das betrifft jeden. Ich hatte sogar schon mal Teilnehmer in einem Seminar, die sagten mir: »Mein gestriger Tag war schon ein Auf und Ab.«

Das Erste, was ich Ihnen in Bezug auf Ihr Auf und Ab wohlwollend mit auf den Weg geben möchte, ist: Wenn Ihre Vergangenheit aussah wie eine Achterbahn und ein ewiges Auf und Ab war, dann ist die Wahrscheinlichkeit sehr groß, dass Ihre Zukunft genauso aussehen wird.

Das bedeutet: Wenn es Ihnen jetzt gerade gut geht, dann verspreche ich Ihnen – ganz wertschätzend – es wird Ihnen auch wieder schlechter gehen. Versprochen! Das klingt jetzt möglicherweise respektlos oder aggressiv, aber – das müssen Sie verstehen. Wenn es uns gerade gut geht, wollen wir nicht hören, dass es uns eines Tages auch wieder schlecht gehen wird. Wenn wir aber verstehen, dass es immer ein Auf und Ab gibt, dann fällt es uns auch wesentlich leichter zu akzeptieren, dass es uns auch wieder besser gehen wird, wenn es uns mal schlecht geht – das wollen wir in einer Krise nämlich genauso wenig hören.

Das, worum es an dieser Stelle geht, ist Zuversicht. Die Zuversicht, heil aus einer Krise herauszukommen, kommt dann, wenn Sie auch jetzt, wenn es Ihnen gut geht, davon ausgehen, dass es auch wieder schlecht werden wird.

Denn eines Tages kommen auch Ihre Tabuthemen, wie Alter, Krankheit, Abhängigkeit, Schwäche und Tod, näher. Und entweder Sie kommen mit diesen Themen ins Reine, oder Sie werden den Rest Ihres Lebens darüber frustriert sein, dass Sie zum Beispiel nicht mehr so aussehen wie mit Mitte zwanzig.

Haltung bewahren

In jedem Leben gibt es Hochpunkte und Tiefpunkte. Und möglicherweise ist es genau das, womit wir ins Reine kommen müssen, um zufrieden sein zu können. Ob wir nun im Lotto gewinnen oder einen Unfall haben und im Rollstuhl sitzen – dies sind nur einzelne Kapitel im Leben, die nichts über allgemeine Zufriedenheit aussagen. Es scheint sogar, als würden wir erneut immens überschätzen, wie äußere Einflüsse unser langfristiges Wohlbefinden beeinflussen. Das Prinzip der hedonistischen Anpassung beschreibt eindrücklich, dass es weniger eine Frage der äußeren Umstände ist, die unser Wohlbefinden bestimmt, sondern eine Frage der inneren Haltung. Denn laut des Prinzips der hedonistischen Anpassung geht es einem Lottogewinner einem Jahr nach seinem Gewinn genauso gut oder schlecht wie davor. Einem Querschnittsgelähmten geht es einem Jahr nach seinem Unfall genauso gut oder schlecht wie vor seiner Querschnittslähmung.

Dies erläutert, wie schnell wir uns an äußere Einflüsse und Ereignisse anpassen und diese als selbstverständlich betrachten. Die Ursache für unser Befinden liegt also vielmehr in der eigenen Überzeugung. Häufig überschätzen wir die Auswirkungen äußerer Einflüsse und häufig unterschätzen wir den Einfluss unserer inneren Haltung.

Wie wir in vorherigen Kapiteln schon gesehen haben, lernen wir unter anderem durch Imitation – auch unsere Standards haben wir durch Imitation gelernt. Wir passen unsere Standards und Erwartungen also an unser Umfeld, unsere Familie, Freunde und Bekannte an, ohne dass wir uns dessen bewusst sind.

Das Problem ist: Wenn wir perfektionistisch sind und dank der sozialen Medien das Gefühl haben, es geht allen anderen Leuten immer gut, weil alle aus Angst davor, negativ bewertet zu werden, ihre Masken aufziehen und keiner mehr über Schwächen spricht, dann verschiebt sich unsere Erwartungshaltung nach oben, weil wir glauben, dass das, was wir sehen, der reale Standard sei. Und auch die folgende Abbildung verdeutlicht, dass hohe Erwartungen die Komfortzone verkleinern, Stress und Enttäuschungen vergrößern und Frust und Unzufriedenheit fördern.

Denn hier entsteht ein Paradoxon: Je mehr Menschen nach Glück, Erfolg, Gesundheit und Geld streben, desto mehr manifestiert sich ein Mangelzustand. Je höher meine Erwartungshaltung ist, desto seltener geht es mir gut und desto häufiger geht es mir schlecht.

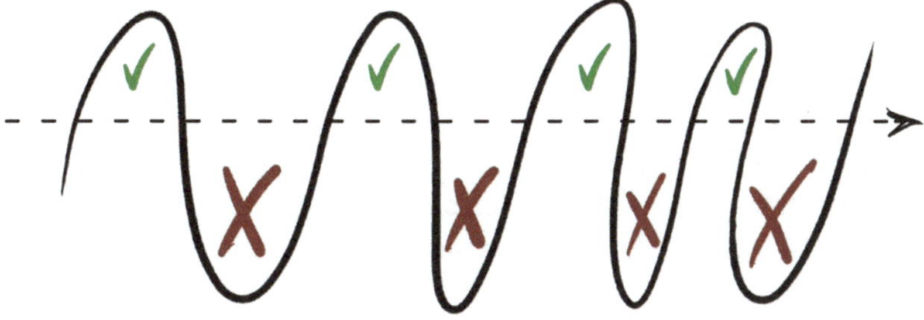

Sie können sich demnach vorstellen, dass ich kein großer Freund von Aussagen bin wie: »Habe möglichst große Ziele!«

Vergleich doch mal

Man sagt ja immer gerne: »Vergleich dich nicht mit anderen, da geht es dir nur schlecht.« Es würde vollkommen ausreichen, würden wir aufhören, uns mit Idealen zu vergleichen. Stattdessen sollten wir beginnen, uns in Deutschland mit dem weltweiten Durchschnitt zu vergleichen. Denn dann würden wir sehen, dass das, was für uns die Hölle ist, woanders auf der Welt der Normalzustand ist.

Wir leben in einer Gesellschaft, in der der Standard so weit oben ist, dass es uns bei Kleinigkeiten schon schlecht geht. Ja, wir jammern auf höchstem Niveau – und dürfen anfangen, an der Notwendigkeit dieses hohen Standards zu zweifeln. Denn in der Genügsamkeit haben wir die Wertschätzung und Dankbarkeit für das, was ist.

Verantwortung ist Akzeptanz

Es gibt also vereinfacht gesagt zwei unterschiedliche Bereiche – den Bereich, in dem wir uns gut fühlen (die Komfortzone) und den Bereich, in dem wir uns schlecht fühlen (alles außerhalb der Komfortzone).

Solange alles so läuft, wie wir es gerne hätten, sagen wir Ja, Ja, Ja ... Wir sind stolz auf den Ablauf der Dinge und übernehmen hierfür gerne die Verantwortung. Wenn es jedoch nicht so läuft, wie wir es gerne hätten, sagen wir Nein, Nein, Nein ... Und möchten für alles, was damit zusammenhängt, ungern die Verantwortung übernehmen.

Die Entscheidung für oder gegen die Verantwortungsübernahme spiegelt sich ganz häufig in Alltagssituationen, zum Beispiel in unserer Sprache, wider – nachfolgend zeige ich Ihnen das an vier Beispielen.

Beispiel 1: Nehmen wir zum Beispiel einmal an, Sie hätten einen Freund, den Sie nun schon mehrere Jahre nicht gesehen haben.

Szenario 1: Eines Tages setzen Sie sich hin und schreiben ihm endlich einen Brief, was Sie sich schon lange vorgenommen hatten.
Ihre Aussage: Ich habe ihm einen Brief geschrieben.

Szenario 2: Sie schreiben ihm keinen Brief und der Kontakt zwischen Ihnen beiden flacht von Jahr zu Jahr weiter ab, bis Sie gar keinen Kontakt mehr haben.
Ihre Aussage: Man hat sich aus den Augen verloren.

Haben Sie den Unterschied zwischen den beiden Sätzen erkannt?

In Szenario 1 übernehmen Sie gerne die Verantwortung und verwenden das Ich. In Szenario 2 übernehmen Sie ungern die Verantwortung und distanzieren sich davon, indem Sie nicht das Ich verwenden, sondern ein unpersönliches Man.

Beispiel 2: Nehmen wir an, Sie sind als Mitarbeiter in einem Unternehmen angestellt und werden zur erneuten Gehaltsverhandlung ins Büro des Chefs gerufen.

Szenario 1: Sie bekommen nach dem Gespräch ein höheres Gehalt als vorher.
Ihre Aussage: Ich habe mir eine Gehaltserhöhung erkämpft.

Szenario 2: Sie bekommen nach dem Gespräch ein niedrigeres Gehalt als vorher.
Ihre Aussage: Man hat mir das Gehalt gestrichen.

Auch hier haben wir das distanzierte Sprachmuster. Insbesondere dann, wenn etwas passiert, was uns nicht gefällt, projizieren wir dies sehr gerne auf andere und geben damit alle Verantwortung ab – sie zu übernehmen würde uns wehtun, und das versuchen wir zu vermeiden.

Beispiel 3: Nehmen wir einmal an, Sie haben sich vorgenommen, ein Buch zu schreiben.

Szenario 1: Eines Tages sind sie endlich fertig, Sie freuen sich und feiern.
Ihre Aussage: Ich habe es geschafft!

Szenario 2: Sie haben es nicht geschafft, Ihren Vorsatz umzusetzen und das Buch zu schreiben.
Ihre Aussage: Der Schweinehund ist schuld.

Wie anfangs im Buch schon mal erwähnt: Der Schweinehund existiert nicht. Sie sehen jedoch, dass man sich auch über den Schweinehund von sich selbst distanzieren und seine Verantwortung abschieben kann. Denken Sie daran – nicht der Schweinehund ist verantwortlich, es sind doch Sie.

Beispiel 4: Sie möchten abnehmen – aus welchen Gründen auch immer.
Szenario 1: Sie haben abgenommen. Ihre Aussage: Ich habe es geschafft, abzunehmen.

Szenario 2: Sie haben nicht abgenommen.

Ihre Aussage: Ich habe schwere Knochen; meine Schilddrüse ist schuld; meine Gene sind schuld; meine Erziehung ist schuld; es ist eine Erkrankung; die Tabletten, die ich nehmen muss, sind schuld; das Überangebot ist schuld; die Lebensmittelindustrie ist schuld; der Stress ist schuld …

Bemerken Sie, wie einfach es ist, die Verantwortung von sich selbst abzuwenden, insbesondere dann, wenn Sie mit dem aktuellen Ergebnis nicht zufrieden sind?

Autsch! Ich schaffe das

Ganz unabhängig davon, was die tatsächlichen Gründe für Ihre Situation sind, hat die Entscheidung, für etwas die Verantwortung zu übernehmen oder nicht, einen großen Einfluss auf Ihre Haltung und insbesondere auf Ihre Motivation. Ein wesentlicher Aspekt der Motivation und des Veränderungswillens ist die Selbstwirksamkeitserwartung – also das Gefühl, selbstständig eine Veränderung bezwecken zu können. Oder um es einfacher zu sagen: Ein Gefühl von »Ich schaffe das«.

Sie können sich ausmalen: Wenn ein Hürdenspringer auf ein Hindernis zuläuft, anfängt zu zweifeln und sagt: »Das schaffe ich eh nicht«, dann wird dieser Hürdenspringer höchstwahrscheinlich tatsächlich nicht so hoch springen können und demnach auch das Hindernis nicht überwältigen können. Es ist wie eine sich selbst erfüllende Prophezeiung.

Wenn er jedoch davon überzeugt ist, dass er es schaffen wird, über das Hindernis zu springen, dann wird er mit ganz anderer Motivation und Kraft auf dieses Hindernis zulaufen und es mit größerer Wahrscheinlichkeit schaffen.

Es geht also um Selbstwirksamkeit – Ich schaffe das!

Für dieses Gefühl ist es jedoch von großer Bedeutung, die Verantwortung für den Istzustand zu übernehmen – was sehr, sehr, sehr schmerzhaft sein kann.

Wir machen an dieser Stelle einmal ein weiteres Gedankenspiel.
Stellen Sie sich einmal vor, Sie würden vor dem Spiegel stehen und aus irgendwelchen Gründen wären Sie unzufrieden mit Ihrem Körper. Bleiben wir an dieser Stelle einmal bei dem Beispiel Übergewicht – Sie fühlen sich fett.

Sie entscheiden sich, zu einem Ernährungsberater zu gehen, weil Sie übergewichtig und frustriert sind. Jetzt gibt es – in diesem Fall aus der Beraterposition heraus – zwei Haltungen, wie ich mit diesem Frust beim Übergewicht umgehen kann beziehungsweise wie ich darauf reagieren kann.

Die erste Haltung: Der Berater sieht, dass der übergewichtige Klient sehr frustriert und traurig über die aktuelle Situation ist.

Jetzt hat der Berater natürlich die Möglichkeit, dem Klienten zu erklären, welche Ursachen es für das Übergewicht geben kann. Diese Zusammenhänge zu erklären, kann nämlich im ersten Moment dafür sorgen, dass der Klient weniger frustriert ist.

Der Berater erklärt dem Klienten im Grunde genommen also, aus welchen Gründen es nicht seine Schuld ist, dass er übergewichtig ist – Gründe, die Sie vermutlich aus vielen Diskussionen über dieses Thema kennen:

Sie haben eine Schilddrüsenunterfunktion.
Es ist Ihre elterliche Veranlagung.
Es ist die Genetik und Epigenetik.
Es ist das Überangebot an Nahrung und Lebensmitteln in Deutschland.
Es ist die Evolution und das heutige Schlaraffenland.
Es sind Ihre Medikamente.
Es ist die Lebensmittelindustrie.
Es ist der Stress …

Es gibt sehr viele Gründe, mit denen Menschen versuchen, ihr eigenes oder auch das Übergewicht anderer zu erklären.

Wenn ein Ernährungsberater seinem Klienten mit den aufgeführten Argumenten bedeutet: »Das ist nicht Ihre Schuld«, dann fühlt sich das für diesen Menschen gut an, weil es ihm die Last beziehungsweise die Verantwortung abnimmt.

Das ist für den Klienten erst einmal beruhigend und reduziert den Frust. Welchen Einfluss hat dies jedoch auf die Selbstwirksamkeitserwartung und auf das Gefühl »Ich schaffe das«? Schließt sich hierauf nämlich die Frage an: »Können Sie an Ihrer Situation etwas verändern?«, dann ist ist die logische Antwort: »Nein, ich kann nichts verändern.«

Je mehr über Gründe gesprochen wird, wegen denen Sie nichts für Ihre Situation können, desto niedriger ist die Selbstwirksamkeitserwartung. Es entwickelt sich also das Gefühl von: »Ich kann doch eh nichts ändern.« Die Motivation ist also im Keller und die Wahrscheinlichkeit, dass Sie an Ihrem Verhalten etwas verändern können und wollen ist gleich null.

Die zweite Haltung: Der Berater sieht, dass der übergewichtige Klient sehr frustriert und traurig über die aktuelle Situation ist.

Wenn der Berater es aushält, den Frust des Klienten aufrechtzuerhalten, dann hat er auch die Möglichkeit, auf diese externen Begründungen für das Übergewicht zu verzichten – auf die der Klient ohnehin keinen Einfluss hat.

Der Berater kann also auch folgende Haltung aufrechterhalten: »Es liegt zu hundert Prozent in Ihrer Verantwortung, dass Sie übergewichtig sind – Sie sind zu hundert Prozent für Ihr Leben, für Ihren Körper, für Ihre Entscheidungen verantwortlich. Ihre Entscheidungen haben in jeder Situation Sie getroffen, und zwar nach der Überzeugung, wie Sie sie für richtig gehalten haben. Ob bewusst oder unbewusst, aber jede Entscheidung lag in Ihrer Verantwortung. Kein anderer hat Sie gemästet, kein anderer Ihnen das Essen in den Mund gestopft. Sie alleine haben diesen Körper geschaffen.«

Diese Aussagen und eine solche Haltung können für einen Menschen richtig schmerzhaft sein. Die Verantwortung bei dem Betroffenen zu lassen und diese aushalten zu können – das ist nicht einfach.

In meiner Arbeit mit Klienten ignoriere ich sehr gerne all die externen Faktoren und Argumente, auf die sie ohnehin keinen Einfluss haben, da die Relevanz immer erst dort anfängt, wo es unangenehm wird.

Wenn die Verantwortung zu hundert Prozent bei diesem Menschen liegt, er verstanden hat, dass kein anderer an seinem Körper Schuld hat und ausschließlich er selbst etwas daran verändern kann – dann, erst dann kann er auch Selbstwirksamkeit und Motivation entwickeln.

Solange er glaubt, fremdbestimmt zu sein, hat er keine Chance.

Wenn er weiß, dass es in seiner Verantwortung liegt – mag es noch so schmerzhaft sein –, dann ist klar, dass der Satz »Ich schaffe das« oder »Ich kann etwas bewirken« geglaubt werden kann.

Die Verantwortung für etwas zu übernehmen hat an dieser Stelle nichts mit Schuld zu tun – Verantwortung ist wertfrei, während der Begriff Schuld wertend ist, er beinhaltet gut und böse, also Schwarz-Weiß-Denken.

Die Erkenntnis der hundertprozentigen Verantwortung ist schmerzhaft, insbesondere in Krisen – wenn Sie sich in eine Krankheit hineingearbeitet haben, wenn Sie unachtsam waren und einen Unfall zu verantworten haben, wenn Sie jemanden verletzt haben oder Sie von jemandem enttäuscht sind.

Verantwortung übernehmen tut weh.

4G für Gesundheit

Es gibt vier Begriffe, die mit Gesundheit weitaus mehr zu tun und die eine größere Relevanz haben, als die Dinge, die man überall lesen kann.

Diese Begriffe sind für einen Phil Tabuthemen – von denen möchte er nichts hören.

Geduld: Nimm dir Zeit

Bei dem Wort »Geduld« zucken die meisten Menschen schon zusammen. Wir sind ungeduldig und möchten eine schnelle, effektive Lösung für jedes Problem haben, innerhalb kürzester Zeit wollen wir ein perfektes Ergebnis erreichen. Am liebsten eine schnelle Diät machen, ein Zehn-Wochen-Programm, einen Plan, damit wir schnellstmöglich an den Punkt kommen, an dem wir sein möchten.

Doch Veränderungsprozesse brauchen Zeit. Es gibt keine Abkürzung, keinen Plan, keine Wunderpille und keine Diät für Gesundheit – Gesundheit ist ein lebenslanger Prozess. Es geht darum, sich regelmäßig und ein Leben lang selbst die Frage zu stellen, was Ihnen letztendlich guttut.

Erlauben Sie sich die Ruhe und vor allem die Zeit, die es braucht, um Veränderung zu durchleben. Wenn Sie alles auf einmal verändern wollen, dann bedeutet das Stress. Und mit Stress geht der Schuss nach hinten los, immer.

Erlauben Sie sich Monotasking. Erlauben Sie sich die Langsamkeit. Erlauben Sie sich die Ruhe. Ja, im Idealfall rede ich sogar von Meditation und Achtsamkeit – wobei gesagt sei, dass Meditation hier die absolute Königsdisziplin in Sachen Achtsamkeit ist. Es würde im Alltag schon ausreichen, mal nicht beim Essen über die Arbeit zu sprechen, mal nicht in einer Warteschlange direkt das Smartphone aus der Hosentasche zu holen oder im Stau am Smartphone zu spielen, geschweige denn einfach mal ohne mediale Ablenkung auf dem Klo sitzen zu können. Gehen Sie auch schon aufs Klo, um Ihre E-Mails zu checken?

Glauben Sie mir, ich beobachte immer mehr Männer, die stehen sogar beim Pinkeln am Pissoir mit dem Smartphone in der Hand. Doch es ist nicht immer alles effizient und Sie können auch nicht effizient leben – es sei denn, sie wollen sich möglichst schnell umbringen. Wer schneller lebt, ist früher tot. Geben beziehungsweise nehmen Sie sich alle Zeit, die Sie brauchen – schließlich geht es um Sie.

Genuss

Genuss braucht Zeit, Genuss braucht Aufmerksamkeit – Genuss braucht Monotasking. Im Multitasking können Sie nicht genießen. Denn Multitasking ist in Bezug auf Genuss eine Lüge – Sie können nicht gleichzeitig etwas genießen und sich noch mit anderen Dingen beschäftigen. Wenn Sie genießen und bewusst wahrnehmen möchten, dann brauchen Sie hierfür die volle Aufmerksamkeit oder auch Achtsamkeit.

Ein Kind aus der 4. Klasse hatte Genuss, in Bezug aufs Essen, einmal wie folgt beschrieben: »Den Geschmack ausklingen lassen.«

Es gibt adipöse Menschen, die von sich behaupten, sie seien Genussmenschen – das stimmt jedoch nicht. Wenn man jemandem, der beim Fernsehen gerne Chips isst, sagt: »Iss ruhig die Chips, von mir aus jeden Tag, aber setz dich mit der Chipstüte in die Küche« – dann kommen sich die meisten Menschen dabei ziemlich seltsam vor, wenn sie die Chips auf einmal bewusst genießen sollen. Es ist nicht einfach, nur eine Sache zu tun. Es ist nicht leicht, langsam zu sein. Und es ist ebenso schwierig, zu genießen. Doch hier fühlen wir uns wahrhaftig lebendig, also lohnt es sich, das Genießen wieder zu üben.

Genügsamkeit und Gelassenheit

Ich habe erwachsene Menschen bei dem Satz »Du bist genug, so wie du bist« weinen sehen – in diesem Satz steckt so viel Wahrheit, dass er jedem Menschen leichte Tränen in die Augen treibt. Es fühlt sich gut an, wenn man so sein darf, wie man ist. Man muss nichts dafür machen, nichts dafür tun, keine besonderen Leistungen erbringen, man darf so sein, wie man ist.

Ich bin davon überzeugt, dass kein Mensch wirklich hören möchte, dass er der Geilste oder der Beste ist. Es ist absolut ausreichend, das Gefühl zu haben, einfach nur genug zu sein.

In der Gelassenheit haben wir den Humor, nehmen den Istzustand an. In Gelassenheit und Genügsamkeit haben wir die Wertschätzung und Dankbarkeit für das, was ist – Perfektionismus dagegen zerstört Wertschätzung und Dankbarkeit.

Wenn ich Kinder frage: »Warum essen wir?«, sagen die meisten: »Damit wir nicht sterben.« Kaum ein Kind sagt: »Weil es Spaß macht, weil es lecker ist, weil es was Schönes ist.« Das Thema Essen ist heutzutage sehr mit Angst behaftet.

Auf der Suche nach dem richtigen Verhalten lassen sich viele Produkte und Diätformen an eine verunsicherte Gesellschaft verkaufen.

Es gibt immer einen Plan B – Schluss mit Tunnelblick

Gerne halten wir an den Dingen fest, in die wir schon in der Vergangenheit viel Energie investiert haben. Wir wollen nicht aufgeben und versuchen immer wieder, das Beste draus zu machen. Doch was ist, wenn der Weg, den ich nun schon seit Jahren bestreite, mich nicht zufriedenstellt? Wann kommt der Punkt, an dem ich die Reißleine ziehe?

Bitte vergessen Sie den Spruch »Gib niemals auf«, denn es gibt durchaus Momente im Leben, wo es sehr sinnvoll ist, den aktuellen Weg aufzugeben und loszulassen. Es ist nicht leicht und bedeutet Mut. Doch wenn Sie merken, dass Ihr aktuelles Leben nicht die Erfüllung mit sich bringt, die Sie sich wünschen, dann machen Sie sich Ihre Optionen bewusst. Welche Wege könnten Sie noch gehen?

Welche Abzweigung hätten Sie in der Vergangenheit nehmen können?
Sich seiner Alternativen bewusst zu sein, schafft ebenfalls Gelassenheit und ein Gefühl von Freiheit. Es liegt in Ihrer Hand, ob Sie den bisherigen Weg weitergehen wollen – oder nicht. Auch das liegt in Ihrer Verantwortung. Sie machen Ihre Arbeit nur deswegen, weil Sie schon so lange dabei sind, obwohl sie Sie unglücklich macht?

Wenn Sie nur den aktuellen Weg vor Augen haben und glauben, dass Sie im Leben keine anderen Optionen hätten, dann ist die Wahrscheinlichkeit sehr groß, dass Sie immer frustrierter sein werden oder eines Tages in Panik geraten, wenn es aus irgendwelchen Gründen mal doch nicht weitergehen sollte. Krisen geschehen, Unfälle passieren und Krankheiten kommen und gehen. Seinen Sie sich bewusst, dass wenn Sie alles auf eine Karte setzen, Sie ein großes Risiko eingehen – was Ihnen wortwörtlich das Genick brechen kann. Was hätten Sie sonst noch alles machen oder werden können? Welche Karten stehen Ihnen sonst noch zur Verfügung?

Und was würden Sie heute machen, wenn Sie mutig wären?

Glück darf gewöhnlich sein

Jeder Mensch auf dieser Welt hat Ängste, Schwächen und eine böse, selbsthassende Seite. Der offene, bejahende Umgang mit Schwächen ist das, was uns in einer perfektionistischen Leistungsgesellschaft fehlt.

Nach den bisherigen Jahren, die ich mit Menschen arbeiten durfte, habe ich eine Erkenntnis ganz klar vor Augen: Wirklich jeder Deutsche hat Angst und ein erschreckend niedriges Selbstwertgefühl. Ein niedriges Selbstwertgefühl haben wir deshalb, da es nicht aus uns selbst, sondern aus unserer Leistungsfähigkeit heraus definiert wird. Wir definieren uns mit Geld, Autos, Aussehen, Klicks, Likes, Preisen, Macht, Rekorden, Status, Jobs und vielem mehr. Fallen diese Dinge jedoch weg, was sind wir dann noch wert? Es ist absolut normal, seine eigenen Themen, Zweifel, Beschwerden, Ängste und Sorgen zu haben. Indianer kennen keinen Schmerz? Pustekuchen! Aufgrund der Tabuisierung mit Schwäche behafteter Bereiche glauben wir häufig, alleine zu sein mit den Themen, die uns beschäftigen. Alle haben Selbstzweifel, doch keiner will es zugeben. Wir verdienen viel Geld, kaufen schöne Klamotten und versuchen, gebildet zu wirken. Und der Nächste rennt ins Fitnessstudio und präsentiert seine Leistung in Form von Muskelzuwachs. Ein offener Umgang mit seiner eigenen Schwäche, mit seinen Grenzen und mit seiner Vergänglichkeit ist häufig erst dann möglich, wenn es heftig geknallt hat. Manchmal brauchen wir erst Krisen, einen Herzinfarkt, eine Depression oder schwere Kopfschmerzen, um zu bemerken, dass wir nicht unendlich leistungsfähig sind. Und wir wehren uns dagegen, uns mit diesem Thema auseinanderzusetzen.

Geduld, Genuss, Genügsamkeit und Gelassenheit entwickeln sich zu No-Gos der Leistungsorientierung – sind jedoch eine Bedingung für ein erfülltes und gesundes Leben. Wir dürfen ins Reine kommen mit unserer Normalität, mit unserer Vergänglichkeit, unserer Schwäche, mit unserem Tod – und unser Schweinehund ist unser bester Freund. Wir dürfen aufhören, ihn mit Gewalt und Druck bezwingen zu wollen, denn besonders in Deutschland hat er schon vielen Workaholics das Leben gerettet.

Ich jedenfalls werde weiterhin Pizza essen, Bier trinken und ja: Am Ende meines Lebens werde ich sterben und das ist auch gut so.

Schokolade ist geil!

Die Ernährungswissenschaft hat ein Problem.
Denn wissenschaftliches Vorgehen problematisiert und versucht üblicherweise, für besagtes Problem eine Lösung zu finden. Hierdurch neigen wir häufig dazu, Lebensmittel und Verhaltensweisen in richtig und falsch, in gut und schlecht oder auch in gesund und ungesund zu kategorisieren. Diese Einteilung ist jedoch eine Form von Schwarz-Weiß-Denken. Und Schwarz-Weiß-Denken ist genau genommen: Die Schwester des Perfektionismus.

Im Folgenden möchte ich Ihnen eine Alternative vorstellen, die uns helfen kann, aus der Falle des Schwarz-Weiß-Denkens rauszukommen. Ein Bild, bei dem klar wird, dass gesund und ungesund keine Attribute sind, die man einzelnen Verhaltensweisen oder Lebensmitteln zuordnen kann.

Mögen Sie Schokolade? Ja?
Stellen Sie sich mal eine Tafel Schokolade vor.
Das erste Stück Schokolade ist Genuss pur, richtig?

Ganz nach dem Motto: Was selten ist, ist wertvoll. Angebot und Nachfrage, Verknappung erzeugt Präferenz. Dies ist ein Zusammenhang, welchen wir in diesem Buch schon an früherer Stelle erläutert haben.

In diesem Fall ist das erste Stück Schokolade also per Definition das wertvollste. Beim ersten Stück Schokolade machen wir noch Geräusche wie: Mhhhhhh! Oder beim ersten Schluck vom Feierabendbier, da machen wir ein: Ahhhhhh!

Sie kennen die Geräusche, die Sie so machen.

Das erste Stück Schokolade ist also das wertvollste, das zweite Stück ist schon etwas weniger wertvoll, das dritte Stück Schokolade ist noch etwas weniger wertvoll und so weiter. Der Genussfaktor wird von Stück zu Stück immer kleiner, denn je mehr Schokolade wir essen, desto weniger wertvoll ist diese. Denn nur was selten ist, ist wertvoll.

Der Satz, der hinter diesem Prinzip steht, ist: Genuss begrenzt sich selbst.

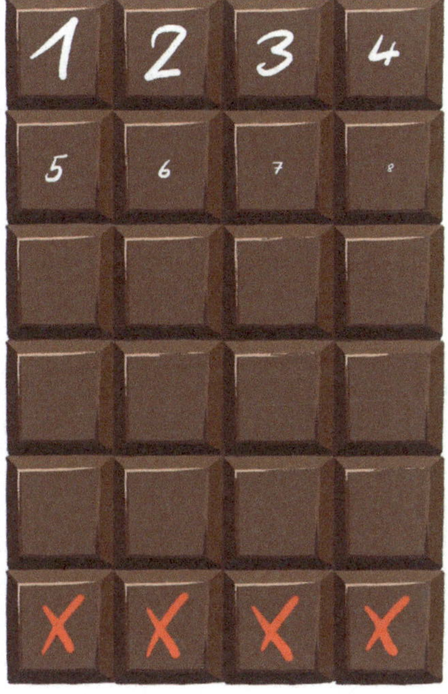

Was selten ist, ist wertvoll, und je mehr davon da ist, desto weniger wertvoll ist es. Je mehr Schokolade ich esse, desto weniger hat es demnach mit Genuss zu tun. Das letzte Stück der Tafel Schokolade hat nichts mehr mit Genuss zu tun – da haben wir schon Bauchschmerzen und die Schokolade hängt uns zum Hals heraus. Das bedeutet: Irgendwo zwischen dem Anfang der Tafel Schokolade und ihrem Ende hört die Schokolade auf, Genuss zu sein.

Es gibt jedoch andere gute Gründe als Genuss, die Schokolade trotzdem aufessen zu müssen: Vielleicht, weil wir gerade Stressessen betreiben, oder weil wir keine Schokolade im Haus haben möchten, oder weil wir Multitasking betreiben und beim Schokoladeessen zum Beispiel fernschauen.

Sie erinnern sich: Genießen kann man nicht im Multitasking, da die Aufmerksamkeit nicht bei dem ist, was man gerade tut. Dann ist die Tafel Schokolade plötzlich leer und man wundert sich: »Huch, schon wieder leer.«

Soll man nun bei jedem einzelnen Stück Schokolade ein schlechtes Gewissen haben? Sich selbst verurteilen? Sich selbst hassen? Weil Schokolade ungesund ist?

Es verhält sich möglicherweise ganz anders. Es ist nämlich höchst gesundheitsförderlich, unvernünftige Dinge, also auch so was wie Sex, Drugs, Rock 'n' Roll, mit gutem Gewissen genießen zu können.

Hierzu zähle ich auch gerne meine eigenen Verhaltensweisen:
Ich treffe mich circa alle drei bis vier Monate mit meinen Kollegen aus der Studentenzeit für einen Pokerabend. Wir rauchen Zigarren, wir trinken Whisky und wir sind am nächsten Tag wirklich nicht zu gebrauchen. Das ist Lebensqualität – und ich halte das für sehr gesundheitsförderlich. Ich finde diese Abende schön, möchte mich am Ende meines Lebens gerne daran erinnern.

Es ist eine Fähigkeit, unvernünftige Sachen mit gutem Gewissen genießen zu können. Aber stellen Sie sich mal vor, ich würde solche Abende häufiger machen. Sagen wir mal alle zwei Monate, oder jeden Monat, oder alle zwei Wochen, vielleicht jede Woche, jeden dritten Tag – oder ich wäre gar nicht mehr nüchtern.

Der Satz, der jetzt wichtig wird, ist: Im Extrem liegt die Störung. Und zwar egal bei was. Es kann das Essverhalten, das Rauchen oder der Alkohol sein – mit hoher Frequenz wird es ungesund. Es können aber auch die Arbeit, der Sport oder die Gesundheit sein, die im Extrem zur Störung werden. Es kann sogar ganz speziell das Thema »Gesunde Ernährung« sein.

Hier liegt die Störung. Egal, ob ich esse, trinke, rauche oder Sport mache. Ob Schokolade, Rauchen, Trinken, Arbeit, Sport: Sobald aus Genuss ein Extrem wird, hat es nichts mehr mit Gesundheit zu tun.

Es gibt immer mehr Menschen, die sich bis zur Perfektion gesund ernähren, alles zählen, messen und analysieren, und nach und nach in Kliniken landen, weil sie das Essen nicht mehr genießen können und Angst vor dem Essen entwickeln. Dann wird Essen zur Last und nur noch funktionalisiert.

Merken Sie also, wie schwachsinnig es ist, Lebensmittel, Verhaltensweisen oder Nährstoffe pauschal als ungesund darzustellen?

Wann ist Gesundheit ungesund?

Selbst im Gesundheitswesen geht es inzwischen mehr um Selbstoptimierung, Bauch-Beine-Po-Übungen, Effizienz und den perfekten Körper als um Selbstachtung und Wohlbefinden. Es geht häufig immer mehr darum, entweder extrem leistungsfähig zu sein oder möglichst lange zu leben. Ob dieses Leben am Ende auch wirklich lebendig, aufregend und lebenswert war, steht beim Thema Gesundheit offenbar nur sehr selten auf der Agenda.

In gesund und ungesund zu kategorisieren ist ungesund.
Während sich einige Institutionen trotz fraglicher Sinnhaftigkeit verteidigen, dass ohne Aufklärungsmaßnahmen wohl noch mehr Übergewicht in Deutschland herrschen würde, so lässt die psychologische Perspektive sogar vermuten, dass es sogar als kontraproduktiv zu betrachten ist, wenn einzelne Lebensmittel als gesund oder ungesund bewertet werden. Was ist, wenn der propagierte Lösungsvorschlag mitverantwortlich ist für die aktuelle Entwicklung?

Das Kategorisieren in gut und schlecht fördert eindimensionales Schwarz-Weiß-Denken (Dichotomie) und ein schlechtes Gewissen. Nachdem ungesunde Dinge verzehrt wurden, fühlen wir uns schlecht und glauben, etwas falsch gemacht zu haben. Allein dies verringert schon die Möglichkeit, Genuss beim Sündigen zu verspüren. Schon die Formulierungsweisen »Sünde« und »sich etwas verdient zu haben« lassen durchblicken, welche Bewertungen gewissen Lebensmitteln zugeordnet werden. Die Selbstverurteilung nach dem Verzehr ist vorprogrammiert und bewirkt eine Selbstabwertung. Nachdem sich in den letzten Jahren sämtliche Diäten und Ernährungskonzepte ausgeschöpft haben, scheint auch der Letzte verstanden zu haben, dass sich Verhaltensänderung nicht einfach nur durch Willenskraft umsetzen lässt – denn wir sind Irre (irrational).

Essen in gut und schlecht zu kategorisieren, ist kein natürliches Gedankengut – in der Natur gibt es kein richtig oder falsch, auch bei Lebensmitteln gibt es weder richtig oder falsch noch gesund oder ungesund.

Denn was soll denn bitte am ersten Stück Schokolade ungesund sein?
Man kann Lebensmittel nicht sinnvoll kategorisieren. Die Kunst liegt vielmehr darin, Genussfähigkeit zu fördern und die Körperwahrnehmung zu schulen. Denn richtig ungesund wird es dann, wenn wir Unvernünftiges tun und dies nicht mal mehr genießen können.

Das lässt sich speziell bei adipösen sowie anderweitig essgestörten Menschen beobachten. Sowohl beim emotionalen Essen als auch beim strikten Verzicht fällt Genuss meist schwer. Dabei ist genussvolles Essen nicht selten der Schlüssel zum Normalgewicht. Mit Genuss zu essen bedeutet, langsam zu essen und sich selbst dabei zu spüren. Es bedeutet, achtsam dafür zu sein, wann wir satt sind. Es bedeutet, sich nicht durch Fernsehen, Smartphone oder die Arbeit ablenken zu lassen, sondern bewusst zu genießen und zu bemerken, wann unsere Nahrungsaufnahme mitunter nichts mehr mit Genuss zu tun hat.

Mach mir 'nen Ernährungsplan ... nicht

Zu meiner Zeit als Student der Ernährungswissenschaften habe ich beinahe auf jeder Party, auf der jemand erfahren hat, was ich studiere, die Frage gehört: »Machste mir mal einen Ernährungsplan?« Abgesehen davon, aus heutiger Perspektive zu verstehen, was üblicherweise mit einer Ernährungsfachkraft assoziiert wird, habe ich auch verstanden, was es bedeutet, wenn sich jemand einen Ernährungsplan wünscht. Der Mensch, der einen Plan von mir erwartet, gibt die Verantwortung ab und vertraut seinen eigenen Entscheidungen und seinem eigenen Körpergefühl nicht mehr. In einem solchen Plan würde üblicherweise stehen, was und wie viel derjenige, auf den der Plan zugeschnitten ist, wovon essen soll, wann er schlafen soll, wann er was trinken soll und am besten auch noch, wann er aufs Klo gehen soll.

Was jedoch auch passiert, wenn jemand sich ausschließlich nach einem Plan verhält: Er hat die Möglichkeit, sein eigenes Körpergefühl komplett zu ignorieren.

Er wird also schlafen, da es in seinem Plan steht und nicht, weil er müde ist.
Er wird essen, da es in seinem Plan steht und nicht, weil er Hunger hat.
Er wird trinken, da es in seinem Plan steht und nicht, weil er durstig ist.

Sein Körpergefühl ignorieren zu können, gibt ihm Kontrolle und Struktur – die Abwendung vom Gefühl und Hinwendung zur Rationalität gibt ein Gefühl von Sicherheit und Struktur.

Als Kind war es noch einfach und intuitiv, auf das Körpergefühl zu hören – heute sind viele erwachsene Menschen jedoch total verunsichert, und dafür gibt es einen Grund: Heute hören sie überall, was richtig und was falsch sei. Gleichzeitig weiß kaum jemand, woran er sich orientieren soll, weil die meisten Menschen kein gesundes Körpergefühl mehr haben – sie fühlen sich gezwungen, sich zur Orientierung nach etwas umzuschauen, was außerhalb von ihnen selbst liegt.

Eine der meist gestellten Fragen, die ich in meiner Position zu hören bekomme, ist die Frage nach der »perfekten« Ernährung. Bei der Beantwortung dieser Frage geht es allerdings nicht um das Präsentieren einer Lösung, sondern um das Hinterfragen dieser Frage selbst. Denn allein die Fragestellung bringt das eigentliche Problem mit sich. Dort, wo es das »Richtige und Perfekte« gibt, muss es auch immer das »Falsche und Schlechte« geben, welches wir vermeiden, limitieren und verbieten wollen.

Es ist für viele Menschen wünschenswert, zu wissen, wie man sich möglichst perfekt und richtig verhalten kann. Denn eine Antwort auf die Frage nach dem »perfekten Verhalten« gibt uns ein Gefühl von Sicherheit und Struktur, solange das Verhalten auch durchgeführt wird. Diese Kontrolle ist eine Vorstellung, welche ein Trugschluss ist – und sie ist teilweise wohl eher als krankhafter Kontrollzwang zu bewerten. Ernährungspläne, Fitness-Tracking, Kalorienzählen und Diäten bewegen immer weiter weg vom eigenen Körperempfinden und vom langfristigen Berücksichtigen der eigenen Bedürfnisse. Druck erzeugt Gegendruck – auch bei der Willenskraft. Die Selbstoptimierung birgt die Angst, nicht gut genug zu sein, nicht wertvoll zu sein und besser werden zu müssen: Der Grund, warum sich Menschen zu Tode arbeiten und bis zur Unkenntlichkeit operieren lassen.

Es geht zu Ende

Wie schon erwähnt sind es meist die großen Krisen, in denen wir an unserem bisher Geglaubten zweifeln und uns und unser Verhalten hinterfragen – so kommt es eben auch, dass das Lernen durch Leid häufig am besten funktioniert.

Ich möchte Ihnen gegen Ende gerne eine Geschichte erzählen, denn wenn Sie diese Geschichte verstanden haben, dann dürfen Sie gerne den Rest des Buches wieder vergessen. Denn die größten Tabus schaffen am meisten Klarheit.

Meine Mutter ist Französin, ich selbst bin Halbfranzose und jahrelang waren wir regelmäßig in Frankreich auf der Weinlese. Die Weinlese kann man sich wie folgt vorstellen: Wir sind zwanzig Personen, zehn Tage zusammen, arbeiten jeden Tag acht Stunden intensiv auf dem Feld und abends wird gefeiert, geraucht, gesoffen, erzählt, und es macht richtig Spaß.

Als ich vor circa zehn Jahren das erste Mal die Weinlese mitgemacht habe, habe ich dort einen fünfunddreißigjährigen Mann kennengelernt, der kurz zuvor Vater geworden war.

Wir haben uns dort ein wenig unterhalten – er war nicht besonders nett, nicht besonders doof, er war okay. Dann war die Weinlese vorbei und wir haben uns ein Jahr lang nicht mehr gesehen. Im darauffolgenden Jahr habe ich diesen Mann auf der Weinlese wiedergetroffen, und ihm war das, meiner Meinung nach, Schlimmste passiert, was einem Menschen passieren kann.

Er hatte wenige Wochen zuvor, beim Ausparken seines Autos, seinen eigenen Sohn überfahren. ... Ausnahmesituation. Keiner von uns wusste, wie man damit umgehen sollte.

Die darauffolgenden drei Jahre war dieser Mann wie vom Erdboden verschluckt – keiner bekam ihn zu Gesicht. Nach drei Jahren war er wieder bei der Weinlese dabei und er und ich unterhielten uns an einem ruhigen Abend lange miteinander.

Es war ein sehr tränenreicher Abend – voller Schuldgefühle, voller Schamgefühle – und ich glaube, keiner von uns möchte sich auch nur ansatzweise ausmalen können, was so eine Krise mit einem Menschen macht. Jetzt kommt ein Aber. Aber ... Ich habe in meinem ganzen Leben noch nie einen Menschen gesehen, der so tolerant und offen, herzlich und präsent ist wie dieser Mensch heute.

Es geht ihm nicht immer gut – ganz im Gegenteil.

Aber er hat in dieser furchtbaren Krise einige ganz einfache Dinge für sich verstanden: Es geht im Leben nicht um Leistung, es geht nicht um Effizienz, es geht nicht darum, der Beste in etwas zu sein oder der Schönste von allen. Nein.

Manchmal zählt jede Sekunde, in der wir uns Zeit nehmen dürfen, Zeit für die Dinge, die uns wirklich wichtig sind: Zeit mit den eigenen Kindern, der eigenen Familie, Zeit für Freunde, Zeit für sich selbst, das eigene Wohlbefinden, die eigenen Hobbys, ein Buch zu lesen, Gitarre zu spielen oder Motorrad zu fahren.

Wir tun gerne so, als wären wir unsterblich und die Themen Tod und Alter gingen uns nichts an – in Deutschland gehören sie zu den größten Tabuthemen überhaupt.

Während zum Beispiel in Mexiko der Tod gefeiert wird, versuchen wir uns hierzulande von diesem Thema abzuschotten. Wir stecken alte Menschen ins Altersheim und ignorieren unsere eigene Vergänglichkeit. Dabei ist es so wichtig, sich intensiv mit dem Thema Tod zu befassen – denn genau dies schafft Klarheit.

Ich legen Ihnen daher ans Herz, sich mit diesen Themen intensiv zu befassen.

Denn eines Tages werden Sie auf dem Sterbebett liegen, und man wird Sie fragen: »Was hättest du gerne in deinem Leben anders gemacht?«

Sie werden nicht sagen: »Mehr Geld, mehr Autos, mehr Frauen, mehr Partys, mehr Sex.« Die meisten Menschen antworten mit: »Ich hätte mir mehr Zeit für mich nehmen wollen, für mich und meine Familie, Zeit für meine Kinder, Zeit, ein Buch zu lesen, etwas zu tun, was mir großen Spaß und Freude gemacht hätte.«

Eine der am häufigsten genannten Antworten auf die Frage: »Was hätten Sie gerne in Ihrem Leben anders gemacht?«, ist erstaunlicherweise die Aussage: »Ich hätte mir häufiger erlauben dürfen, einfach mal zufrieden zu sein.«

Hier haben wir auf einmal doch die Genügsamkeit und die Wertschätzung.

Der Perfektionismus sorgt dafür, dass ich mir selber aktiv verbiete, mit dem zufrieden zu sein, was ich jetzt gerade habe. Und wir jammern auf sehr hohem Niveau beziehungsweise mit sehr hohen Standards und Erwartungen.

Jeder Mensch, der auch nur zwei Euro in der Geldbörse hat, gehört zu den achtzehn Prozent der reichsten Menschen auf dieser Welt. Jeder von uns hat einen Körper, der seit Jahrzehnten fast perfekt funktioniert.

Wir haben alle unsere Wehwehchen, darüber reden wir nicht, aber jeder, der heute noch lebt, der hat es bis heute geschafft. »Herzlichen Glückwunsch.«

Trotzdem stehen wir abends vor dem Spiegel und verurteilen uns selbst: Nicht gut genug, nicht schnell genug, nicht hübsch genug, nicht reich genug, nicht schlank genug … immer noch nicht schlank genug.

Wir verurteilen uns selbst für jede Speckfalte, reagieren autoaggressiv und arbeiten gegen uns selbst. Es fällt uns schwer, uns selbst und unseren Körper wertzuschätzen. Doch um eine der wichtigsten Kernaussagen zu verdeutlichen: Wer sich und seinen Körper nicht wertschätzt, kann sich nicht gesund verhalten.

Oder um es noch deutlicher zu sagen: Wer sich selbst hasst, kann sich nicht gesund verhalten.

Wertschätzung und Dankbarkeit sich selbst gegenüber sind eine Grundvoraussetzung. Und für Wertschätzung und Dankbarkeit braucht es Genügsamkeit.

Es ist genug. Sie sind genug. Es reicht.

In diesem Sinne: Lassen Sie es sich selbst gut gehen!

Fazit des Buches

Ich habe anfangs gesagt: Menschen sind keine rationalen Wesen, sondern emotionale Wesen. Ich hätte Ihnen in diesem Buch erklären können, dass Sie mehr Obst und Gemüse essen sollten, dass Sie weniger Alkohol und mehr Wasser trinken sollten, dass Sie weniger Zucker und Fett essen sollten – ich hätte Ihnen erklären können, dass Sie sich häufiger bewegen sollten, mehr schlafen sollten und mehr entspannen sollten.

Ich hätte Ihnen die neueste Studienlage zu Nährstoffen und gesundheitsfördernde Verhaltensweisen präsentieren können, mit aufregenden Statistiken, mit seitenlangen Tabellen und Checklisten – und alles mit Quellenangaben.

Doch diese ganzen Zahlen, Daten und Fakten berühren uns nicht. Verzeihen Sie mir daher, dass ich darauf keine Lust hatte.

Sie haben etwas anderes erwartet als das, als Sie begonnen haben, dieses Buch zum Thema Gesundheit zu lesen? Dann hoffe ich sehr, dass ich Sie enttäuscht habe.

Denn Menschen sind nicht rational. Es sind emotionale Zusammenhänge, die uns berühren, es sind Tabuthemen, die uns aufwühlen, es sind Enttäuschungen, die einen Perspektivwechsel bewirken und es sind Krisen, die uns zum Nachdenken anregen.

Dieses unangenehme Gefühl im Hals, dieser Knoten, dieser Kloß, der während Ihrer Lektüre des Buches hoffentlich immer wieder zu spüren war: Das ist mein Geschenk an Sie.

Und möglicherweise sind Sie eines Tages in einer Krise, erinnern sich an mich und sagen: »Was für ein Arsch – er hatte recht.«

Wenn Menschen mit Tabuthemen konfrontiert werden, also mit Themen, über die sie ungern reden (zum Beispiel über Schwäche, über den Tod, über schwere Erkrankungen), dann fangen sie an, darüber nachzudenken und neue Prioritäten zu setzen.

Sie dürfen altern, Sie dürfen schwach sein, Sie dürfen die Kontrolle abgeben, Sie dürfen genießen und Sie dürfen sogar eines Tages sterben – und zwar mit gutem Recht. In den Tabus erweitert sich unsere Komfortzone und in den Tabus entwickeln wir die Gelassenheit und die Wertschätzung für das, was wir haben.

Sie dürfen sich selbst so viel wert sein: Sie dürfen Nein sagen, nach Hilfe fragen und Hilfe annehmen. Und manchmal macht es Sinn, die Maske abzunehmen und über Schwäche zu reden. Geduld, Genuss, Genügsamkeit und Gelassenheit haben mit Gesundheit sehr viel mehr zu tun als die Themen, über die oberflächlich diskutiert wird. Die Relevanz im Bereich Gesundheit fängt ebenfalls erst dort an, wo es unangenehm und wo es emotional wird.

Die Fragen: »Willst du dir selbst Gutes tun? Bist du es dir wert, Grenzen zu setzen? Willst du dir Zeit für dich nehmen?«, sind relevante Fragen, deren Antwort nur Sie für sich beantworten können: Die Selbstfürsorge Ihnen selbst gegenüber steht jetzt im Raum.

Wir haben in Deutschland die Freiheit, zu tun und zu lassen, was wir wollen. Und wenn Sie mich nun immer noch fragen wollen: »Und, was soll ich denn jetzt machen?«, dann antworte ich mit: »Das ist eine typische Phil-Frage.« Die Frage nach dem Rezept, nach der Wunderpille, nach der einen Lösung, dank der ich im Anschluss endlich zufrieden bin – diese Frage ist symptomatisch. Auch die Frage nach der perfekten Ernährung ist symptomatisch. Wir Menschen wünschen uns für alles die eine perfekte und effiziente Lösung. Ich könnte jetzt behaupten, dass Gemüse, Vollkorn, Wasser, Obst und so weiter das Optimale wären. Doch das ist alles irrelevant. Denn genauso, wie es zum Menschsein dazugehört, sich ausgewogen und vernünftig zu verhalten, gehört es eben auch dazu, die »verbotenen« Dinge bewusst und wertschätzend, das heißt ohne schlechtes Gewissen, genießen zu können – wir bewegen uns immer in einem Spannungsfeld von Bedürfnissen.

Wenn Sie auf der Suche nach dem einen richtigen Weg sind, dann muss ich Ihnen sagen: Keiner kann Ihnen sagen, was der eine richtige Weg ist – also suchen Sie sich doch einfach Ihren eigenen Lieblingsweg aus.

Es gibt weder eine Endstation noch ein perfektes Rezept für Wohlbefinden. Stattdessen ist Gesundheit ein lebenslanger Prozess und kein Konzept, was sich verkaufen lässt. Hören Sie jetzt also bitte auf, mir die Verantwortung für Ihre Gesundheit geben zu wollen.

Denn es sind Sie, die Ihre Gesundheit bestimmen: Ihre Prioritäten, Ihre Abhängigkeiten, Ihre Haltung. Sie dürfen selbst entscheiden, was Sie machen und Sie dürfen machen, was Sie wollen.

Ihre Intuition verrät Ihnen mehr als jedes Buch. Ich bin davon überzeugt, dass Sie alles wissen, was Sie brauchen. Ich bin davon überzeugt, dass alles, was Sie brauchen, schon immer in Ihnen war.

Denn auch all das, was in diesem Buch steht, ist nichts Neues. Wenn Sie ehrlich sind, dann werden Sie bemerkt haben, dass Sie all das eigentlich auch schon vorher gefühlt haben.

Gesundes Kommunizieren

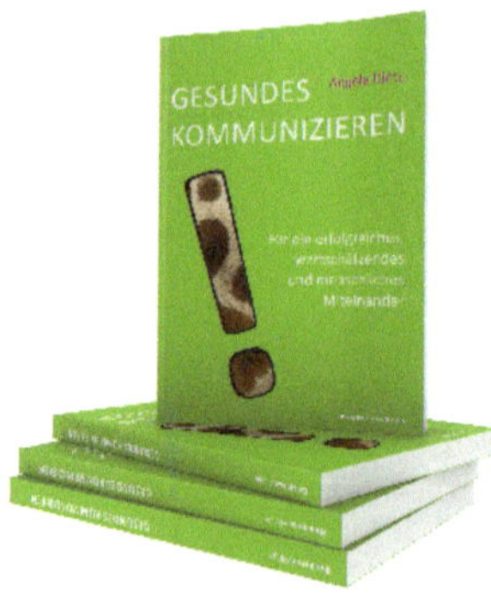

Angela Dietz
Gesundes Kommunizieren
Für ein erfolgreiches, wertschätzendes
und menschliches Miteinander
6. Auflage 2021

288 Seiten; Broschur; 24,95 Euro
ISBN 978-3-86980-211-4; Art.-Nr.: 910

Die Art, wie wir miteinander reden, hat großen Einfluss auf unsere Lebensqualität. Leider verkehren wir diese Chance täglich unbewusst in ihr Gegenteil: Kommunikation ist zu einem Krankmacher geworden. Im Job wie zu Hause, in der Schule wie in den Medien verwenden wir unsere Kraft auf Missverständnisse, Rechtfertigungen und kräftezehrende Monologe, anstatt einander zuzuhören und klare, aufrichtige Botschaften auszusenden, die zu Verständigung und Unterstützung führen. Die Wurzeln des Übels reichen bis in unsere Erziehung und in unser Bildungssystem: Die Wenigsten haben gelernt, wie wir aufrichtige Gespräche führen, Verantwortung für unsere Bedürfnisse übernehmen und Wertschätzung transportieren können. Insbesondere im Geschäftsleben ergeben wir uns in unserem Drang nach Selbstbehauptung einem System von Unachtsamkeit, Vorwürfen und Verletzungen, das jedem gesunden Selbstwert widerspricht.

Die gute Nachricht: Anstatt uns weiter krankzureden, können wir uns auch gesundkommunizieren. In diesem Buch zeigt Angela Dietz, wie wir unsere Bedürfnisse und Gefühle in die Kommunikation zurückholen und einander wieder verantwortungsvoll begegnen können.

Ihr Konzept des gesunden Kommunizierens ergänzt das Rosenberg-Modell der gewaltfreien Kommunikation um eine biologisch fundierte Lebenslogik, die unser Denken und Handeln in Einklang bringt: Selbstverantwortung und Menschlichkeit machen den Einzelnen stark, Führung effektiv und Unternehmen erfolgreich.

www.BusinessVillage.de

77 magische Bilder, die dich stärker machen

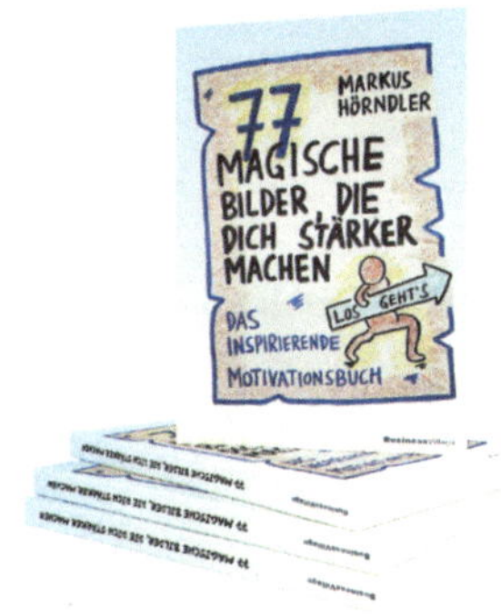

Markus Hörndler
77 magische Bilder, die dich stärker machen
Das inspirierende Motivationsbuch
2. Auflage 2024

188 Seiten; Broschur; 19,95 Euro
ISBN 978-3-86980-731-7; Art.-Nr.: 1186

Wir leben in einer Zeit voller Stressfaktoren, Leistungsdruck, Weltproblemen und Zukunftssorgen. Negative Gedanken dominieren.

Das Leben verlangt vieles von uns ab. Wie du deine Persönlichkeit und deinen Kopf stärkst, illustrierte Markus Hörndler in 77 bewegenden Bildern, die auf inspirierende Art und Weise darstellen, wie du mit Optimismus, Zuversicht und positiven Gefühlen dir selbst und anderen Menschen begegnest.

Sie bringen dich zum Nachdenken, zum Umdenken und dazu, neue Möglichkeiten im Leben zu sehen.

Ganz ohne starre Verhaltensvorschriften gibt dir dieses Buch anregende Impulse, die richtigen Fragen zu stellen und stärkt deine dir innewohnende Motivation.

www.BusinessVillage.de